MON CAHIER

ANTI GLUCOSE

CONTRÔLEZ LES EFFETS DU SUCRE

W0377257

ÉCRIT PAR
Marie-Laure André

ILLUSTRÉ PAR
Alice Wietzel
Mademoiselle Ève

SOLAR

SOMMAIRE

INTRODUCTION

Après les mauvaises graisses ou les excès de calories, ce sont maintenant les glucides qui sont sur le banc des accusés. L'ennemi public n° 1 de votre santé et de votre silhouette, c'est le sucre et plus globalement les glucides ! Pourquoi ? Parce que les glucides sont présents un peu partout notamment dans les céréales et féculents comme le pain et les pâtes, mais aussi les fruits et les produits sucrés : bonbons, sodas, gâteaux, yaourts... Ils deviennent du glucose une fois ingérés et augmentent le taux de sucre dans le sang, ce qui a des répercussions immédiates sur la santé : coups de pompes fréquents, compulsions pour les produits sucrés, baisse de concentration, humeur en dents de scie, cycle féminin perturbé... Ils ont aussi des conséquences néfastes à long terme : peau terne et acnéique, fatigue chronique, prise de poids, augmentation des risques de maladies cardiovasculaires et de développement d'un diabète...

Faut-il supprimer les pâtes de votre assiette et faire une croix définitive sur toutes les petites douceurs que vous aimez tant ? Quoi manger au petit déjeuner à la place de vos tartines de confiture ? Les glucides sont tellement présents dans votre alimentation qu'il est difficile d'imaginer vos menus sans !

On vous rassure, il ne s'agit pas de supprimer purement et simplement tous les sucres, mais plutôt de les consommer de façon à ce qu'ils aient le moins d'impact possible sur votre glycémie et sur votre santé. Et c'est tout à fait réalisable !

Le programme ? Le choix judicieux des aliments et des sucres à mettre dans votre assiette mais aussi des astuces simples à appliquer durant vos repas pour améliorer votre digestion (comme privilégier certaines associations entre aliments, rajouter du vinaigre aux crudités pour abaisser l'impact du repas sur la glycémie, consommer les desserts sucrés à certains moments...).

Retrouvez un bon équilibre glycémique et reprenez le contrôle de votre santé grâce à de nombreux conseils qui faciliteront votre quotidien ! Vous allez constater jour après jour d'immenses bénéfices : un regain d'énergie quasi-immédiat, une amélioration de votre résistance immunitaire et une meilleure santé, un ventre sans douleur, un corps affiné et plus léger, une peau toute douce... Vous avez vraiment tout à gagner à suivre une diète glucose control !

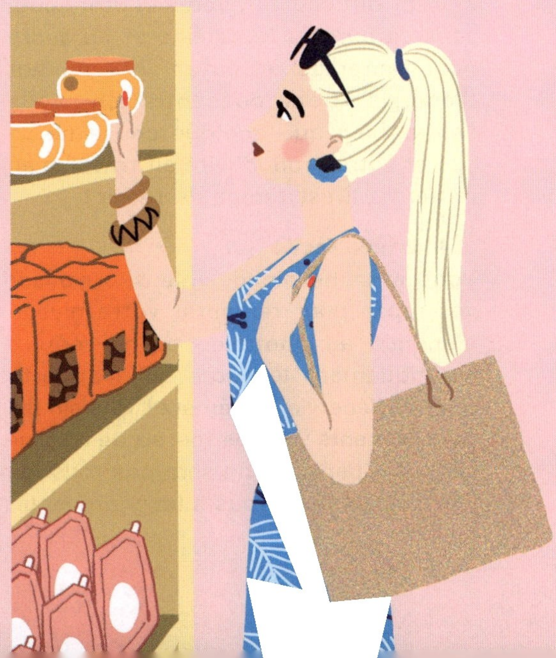

QUELLE GLUCOSE ADDICT ÊTES-VOUS ?

Quel est votre rapport aux sucres ? Et surtout, quelles sont les conséquences de votre consommation de sucres dans votre vie de tous les jours ? Découvrez-le en cochant les affirmations dans lesquelles vous vous reconnaissez.

Profil n° 1

- ☐ Vous ressentez un gros coup de mou après le déjeuner : comme une envie de faire une petite sieste !
- ☐ La fin de matinée est difficile, vous avez tendance à grignoter quelque chose vers 11 heures ou à boire un café serré pour retrouver votre énergie.
- ☐ Vous avez parfois besoin de relire 2 fois le même texte parce que votre esprit a du mal à rester focus sur quelque chose...
- ☐ Vous avez parfois la sensation de vous trainer, même quand vous ne pratiquez pas spécialement votre activité physique préférée.

Ce profil vous colle à la peau ?

Vous manquez de vitalité !

Votre niveau d'énergie est au plus bas et vous avez l'impression que tout devient difficile au quotidien ! Du coup, vous carburez à la caféine et au sucre pour tenter de retrouver un semblant d'énergie. Côté concentration, vous sentez bien que quelque chose ne va pas et votre productivité au travail s'en ressent... Il est temps de réagir !

› L'astuce facile

Vous avez besoin de mieux organiser vos repas pour remonter votre niveau d'énergie au quotidien et de réduire drastiquement le sucre qui n'apporte que de l'énergie éphémère ! Choisir les bons aliments vous permettra de retrouver votre peps. Ce ne sera pas tous les jours facile, mais vous allez y arriver !

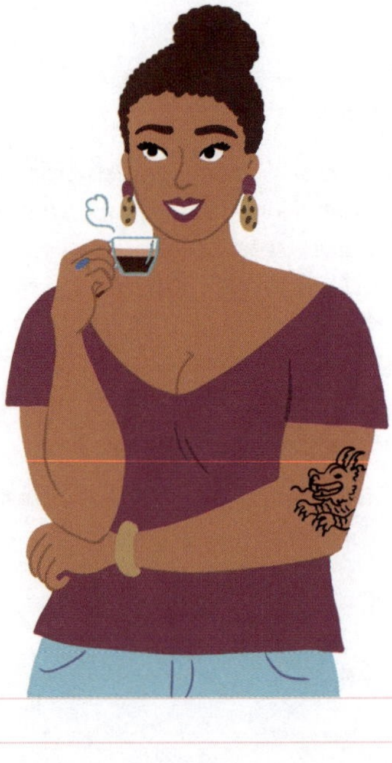

Profil n° 2

- ☐ Votre ventre ballonne souvent après les repas alors que vous ne mangez pas forcément d'aliments riches en fibres.
- ☐ Vous tombez souvent malade... À croire que votre système immunitaire n'est plus aussi performant qu'avant...
- ☐ Côté féminin, on ne peut pas dire que votre cycle soit très régulier.
- ☐ Vous avez de plus en plus de douleurs au niveau des articulations sans comprendre vraiment pourquoi...

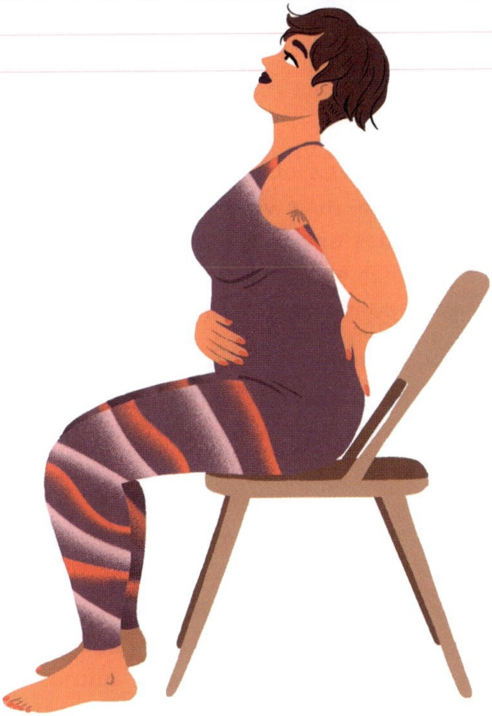

Ce profil vous parle ? **votre corps s'est mis en grève !**

Un taux de sucre élevé dans le sang dérègle les hormones féminines et affaiblit le système immunitaire. La digestion est aussi perturbée, ce qui se traduit généralement par des ballonnements après les repas. Et les sécrétions abusives d'insuline, induites par le taux de sucre élevé dans le sang, s'accompagne d'inflammations dans le corps, ce qui explique les douleurs articulaires...

> L'astuce facile

Pour réduire l'impact des glucides sur votre organisme, il suffit de mieux les sélectionner (choisir des céréales à faible indice glycémique par exemple). Être davantage à l'écoute de votre corps vous permettra aussi d'identifier clairement les aliments que vous digérez mal. À la clé : une santé optimisée et un ventre heureux !

Profil n°3

- ☐ Vous faites globalement attention au sucre, mais vous reconnaissez avoir des envies fréquentes de chocolat et autres sucreries que vous contrôlez très difficilement.
- ☐ Vous vous sentez souvent irritable, et passez parfois à une humeur exécrable sans raison particulière.
- ☐ Il vous arrive de commencer un paquet de chips et de ne pas arriver à vous arrêter…
- ☐ Vous avez du mal à boire de l'eau plate alors vous vous faites plaisir avec un soda light ou avec un jus de fruits.

Ce profil vous parle ? **Vous êtes esclave de vos fringales !**

Vous êtes dans le contrôle permanent et cela génère des frustrations qui vous mènent à des compulsions alimentaires… Et c'est normal de craquer ! Le « sucre appelle le sucre » : plus vous essayez d'y résister, plus vous craquez, plus vous en avez envie… C'est un cercle vicieux dont vous devez sortir absolument !

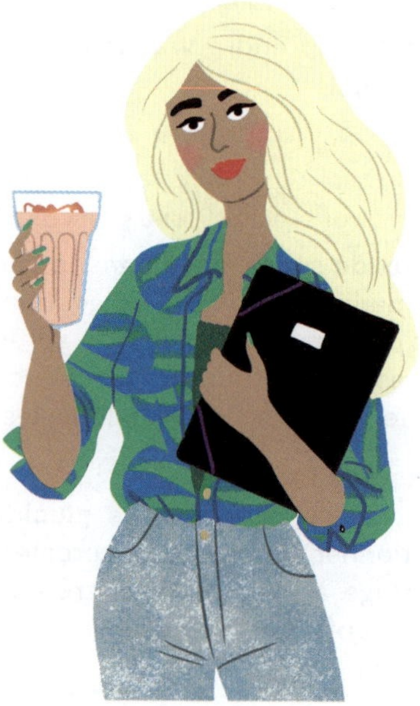

› L'astuce facile

Vous avez besoin de retrouver une relation apaisée avec votre alimentation : apprendre à mieux structurer vos repas, à intégrer davantage de petits plaisirs au quotidien pour éviter les frustrations qui génèrent des compulsions ! À la clé : une silhouette plus légère que vous garderez sur le long terme !

CHAPITRE 1

Mon nouveau credo anti-glucose

Avant de passer à l'action, voici toutes les infos indispensables pour comprendre comment le sucre agit dans votre corps et pourquoi il a des effets parfois très nocifs sur votre santé. Lorsqu'on parle du « sucre », on englobe généralement le sucre ordinaire, mais aussi tous les glucides (amidon dans les pâtes, le pain ou les pommes de terre, tout comme les sucres des fruits...).

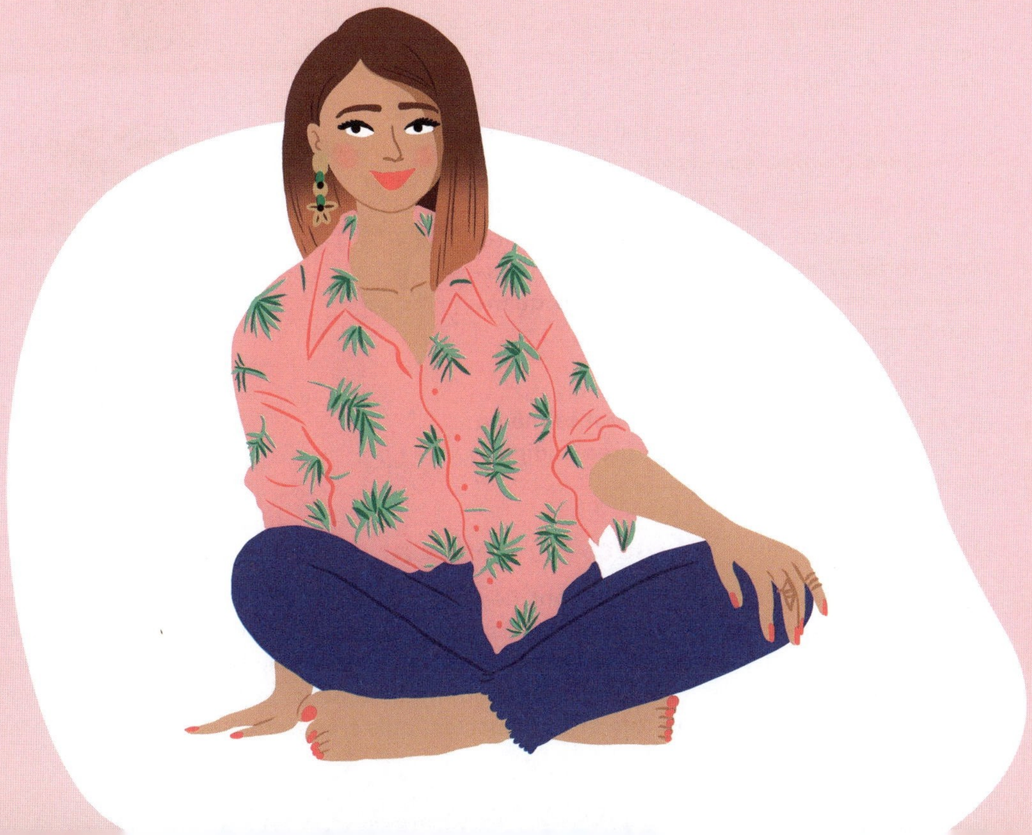

PETITE HISTOIRE DU GLUCOSE

Glucides, sucres, glucose... Pas toujours facile de s'y retrouver avec tous ces termes qui se ressemblent ! Une petite mise au point s'impose...

Glucose et glucides, c'est quoi ?

Le glucose, c'est la forme de sucre qui se retrouve dans le sang une fois que la digestion des glucides est terminée.

Les sucres : ce sont les « sucres simples » qui comprennent le sucre ajouté (saccharose), mais aussi le sucre du lait (lactose), des fruits (fructose)...

Les glucides sont des « nutriments » (éléments nutritifs) au même titre que les protéines et les lipides (graisses), apportés par les aliments que nous consommons. Sur l'étiquette d'un aliment quelconque, **les glucides regroupent tous les sucres au sens large** (amidon dans la farine, sucre ajouté, lactose du lait, fructose...). Ils ont un rôle essentiellement énergétique, c'est-à-dire que leur fonction principale est de fournir de l'énergie (des calories) à l'organisme (le cerveau se nourrit exclusivement de glucose).

D'où viennent les glucides ?

Nous mangeons tous les jours des aliments qui apportent des glucides !

L'amidon dans les céréales et autres féculents : riz, pâtes, blé, quinoa, pommes de terre, pain, légumes secs...

Les fructose et saccharose dans les fruits et dérivés (compotes, jus de fruits).

Les saccharose et glucose dans les produits sucrés : le sucre de table, miel, confiture, confiseries... et tous les aliments industriels qui en contiennent en grande quantité (biscuits, viennoiseries, glaces...).

Le lactose dans le lait.

Le glucose dans les légumes (c'est le même qui se retrouve dans le sang après la digestion des autres glucides).

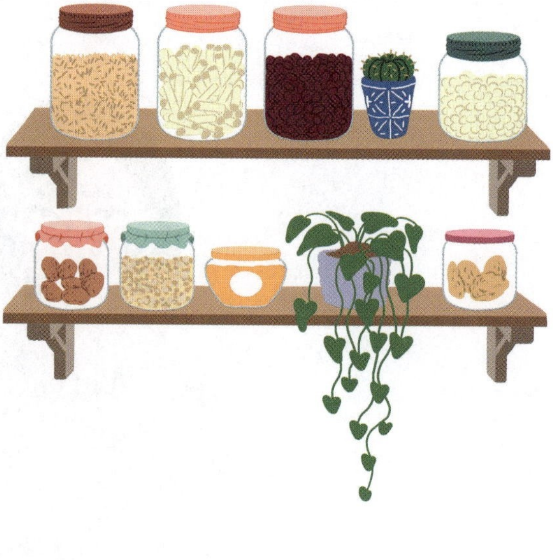

Que deviennent les glucides après la digestion ?

Une fois avalés, tous les glucides sont dégradés en petites molécules de glucose par les enzymes digestives avant d'être absorbés au niveau de l'intestin grêle. Ce glucose passe ensuite dans le sang et vient alimenter le cerveau et les muscles. Comme toute l'énergie libérée par les glucides n'est pas utilisée immédiatement, le surplus est transformé en glycogène et stocké dans le foie et les muscles, puis transformé en graisses de réserve si besoin : c'est comme ça qu'on stocke les graisses et qu'on prend du poids ! Les glucides stockés dans le foie peuvent être aussi transformés en graisses quand ils sont présents en excès, ce qui pose des problèmes : le foie devient fibreux puis « gras » à long terme.

L'équilibre glycémique, c'est quoi ?

Comment les glucides agissent sur le taux de sucre sanguin ?

Les molécules de glucose issues de la dégradation des glucides (amidon, saccharose...) et absorbées au niveau de l'intestin grêle passent ensuite dans le sang, ce qui fait monter la glycémie (le taux de sucre dans le sang). C'est ainsi que la glycémie peut être très instable et subir des pics durant la journée.

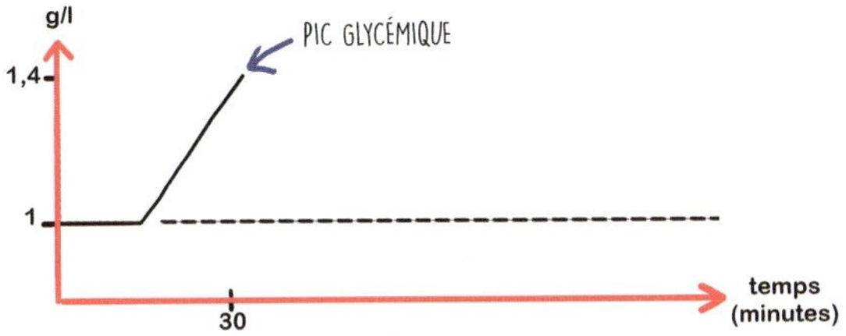

ATTEINTE DU PIC GLYCÉMIQUE APRÈS CONSOMMATION D'UN GLUCIDE

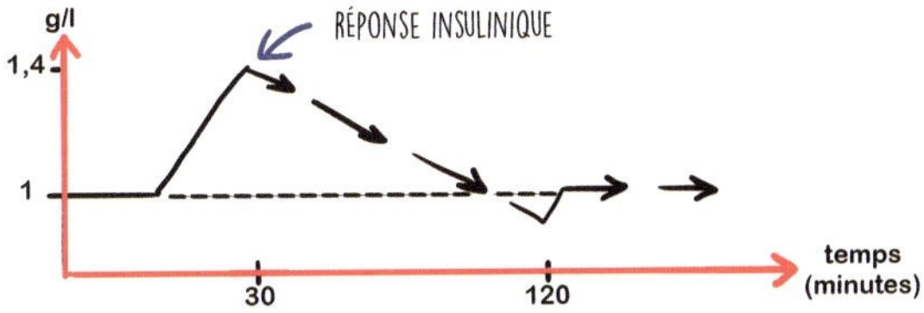

Qu'est-ce qu'il se passe ensuite pour les glucides ?

Une fois les glucides arrivés dans le sang, le pancréas sécrète une hormone, l'insuline, dont le rôle est de faire revenir la glycémie à un taux d'environ 1 g/litre, et de permettre au glucose de rentrer dans les cellules de l'organisme afin de les nourrir. Eh oui, sans sécrétion d'insuline, le glucose ne peut pas être assimilé.

L'insuline : l'ennemi santé et bien-être n° 1

Dans une alimentation classique, riche en céréales raffinées et en sucres ajoutés, le corps doit sécréter beaucoup d'insuline car il est sur-stimulé par des aliments à IG élevé ! Et quand le corps sécrète beaucoup d'insuline, les ennuis de santé commencent : mise en stock du glucose sous forme de graisse et prise de poids, problèmes inflammatoires, envies récurrentes de manger, risque accru de diabète...

Votre mission pour une meilleure santé ? Baisser votre taux de glycémie !

Tout l'enjeu consiste à avoir une glycémie la plus stable possible pour minimiser les sécrétions d'insuline dans votre corps, et ceci est possible :

- en donnant votre préférence aux aliments à faible IG,
- en contrôlant votre consommation de produits riches en glucides de tous types,
- mais aussi grâce à certaines astuces nutritionnelles importantes à connaître pour faire votre transition « glucose control » (pour avoir un taux de glucose stable) : comme commencer vos repas par des aliments riches en fibres (crudités par exemple) ou en protéines (viande, poisson...) qui permettent de ralentir la digestion et l'assimilation des glucides (et donc d'en réduire l'impact sur la glycémie), ou ajouter à votre repas du jus de citron ou du vinaigre (dont l'acidité permet de réduire l'impact des autres aliments sur la glycémie).

TOUS LES GLUCIDES N'AGISSENT PAS DE LA MÊME FAÇON !

Tous les aliments contenant des glucides n'agissent pas de la même façon au niveau sanguin : certains font élever la glycémie de façon importante (et sécréter davantage d'insuline), d'autres beaucoup moins !

L'IG c'est quoi ?

L'indice glycémique (ou IG) est une valeur qui permet de classer les glucides selon leur capacité à élever la glycémie, et donc leur capacité à stimuler la sécrétion d'insuline. À noter qu'on parle indifféremment d'« index » ou d'« indice » glycémique (le dernier est le terme français).

Classification des IG (très bas à élevés)

IG très bas	< 35
IG bas	35 < IG < 50
IG moyen	50 < IG < 70
IG élevé	> 70

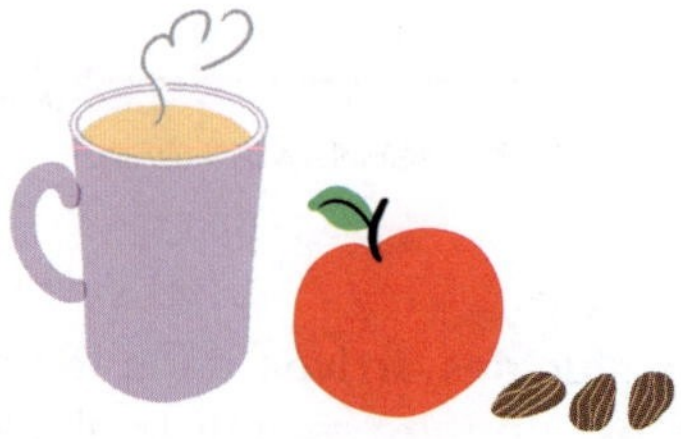

Par exemple, les lentilles (IG = 30) et les carottes crues (IG = 20) stimulent peu la sécrétion d'insuline par rapport à la purée de pommes de terre (IG = 80) ou au glucose (sucre de référence) dont l'Indice glycémique est le plus élevé (= 100 sur une échelle de 0 à 100).

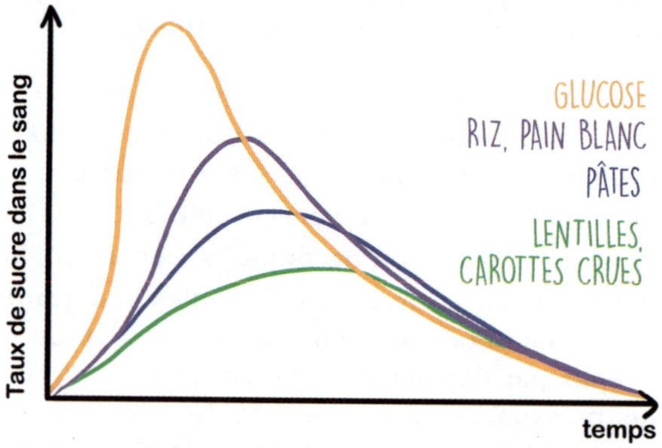

L'Indice Glycémique (IG) des aliments en un coup d'œil

IG très bas (< 35)

- Abricot sec
- Amandes
- Avocat
- Banane verte (pas mûre)
- Baies rouges : framboises, fraises, mûres, groseilles, cassis, myrtilles…
- Cacao sans sucre
- Céréales germées
- Chocolat noir à 70 % de cacao
- Compotes de fruits sans sucre ajouté
- Coulis de tomate
- Fromages, fromage blanc, faisselle
- Fructose en poudre
- Fruits frais : pomme, poire, orange… sauf melon, litchi, figue, pastèque, banane
- Lait de soja sans sucre ajouté
- Lait de vache
- Légumes frais : artichaut, poireau, choux, courgettes… sauf potiron, carotte cuite, betterave cuite, panais
- Légumes secs : lentilles, flageolets, pois chiches, haricots rouges, blancs, noirs…
- Matières grasses : huile, beurre, crème
- Moutarde
- Noix, noix de coco et noisettes
- Œufs
- Olives
- Orge mondée et perlée
- Pain Essène® (pain de céréales germées)
- Poissons et produits de la mer
- Quinoa
- Sirop d'agave
- Sirop de yacon
- Son de blé et d'avoine
- Sucre de coco
- Tofu / soja
- Tomate
- Vermicelles de blé
- Vermicelles de soja
- Viandes et volailles
- Yaourts nature
- Wasa fibres®
- Xylitol

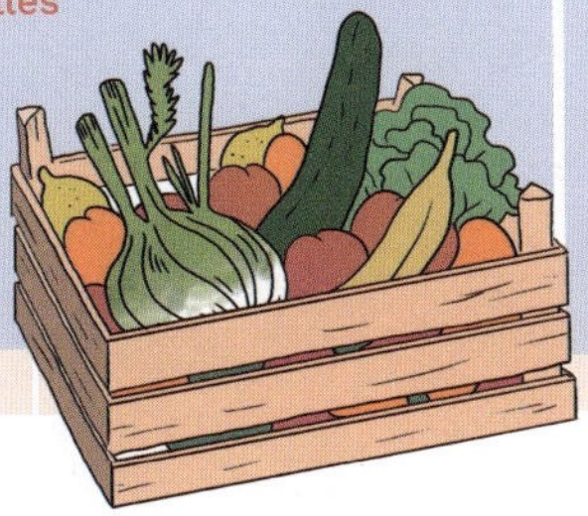

IG bas (compris entre 35 et 50)

- Amarante
- Banane peu mûre (encore jaune)
- Blé type Ébly®
- Boulgour complet
- Carotte cuite
- Céréales de type All bran®
- Cidre
- Compote de fruits allégées en sucre
- Coquillettes complètes
- Épeautre intégral (farine, grains)
- Farine de blé intégrale (type 150)
- Farine de Kamut® intégrale
- Fève crue
- Figue sèche
- Flocons d'avoine non cuits
- Kaki
- Kamut® (farine, grains)
- Jus de fruits sans sucre ajouté (ananas, orange, pamplemousse, pomme, raisin)
- Lait de coco
- Litchi
- Miel d'acacia
- Muesli complet sans sucre ajouté
- Pain azyme à la farine intégrale
- Pain de Kamut®
- Pain d'épeautre intégral
- Pain intégral au levain
- Pain Pumpernickel® (pain noir allemand)
- Patates douces
- Pâtes complètes
- Petits pois en conserve
- Pruneaux
- Raisin
- Riz basmati (blanc ou complet)
- Riz complet (brun)
- Riz rouge / noir
- Riz sauvage
- Sarrasin (farine et grains)
- Semoule de couscous complet
- Spaghettis cuits *al dente*
- Riz basmati complet
- Wasa léger®

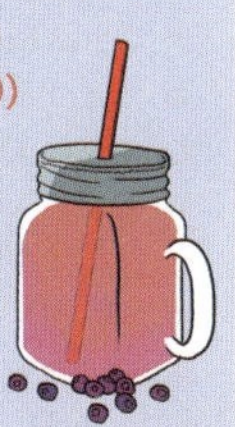

IG moyen (compris entre 50 et 70)

- Betterave cuite
- Biscuits sablés
- Céréales du petit déjeuner, nature, au miel, au chocolat
- Châtaignes
- Chips
- Crème glacée
- Croissant
- Dattes
- Fève cuite
- Flocons d'avoine cuits et consommés chauds
- Galettes de riz
- Ketchup®
- Maïs en grains
- Mangue
- Manioc
- Melon
- Miel (sauf acacia)
- Nèfles
- Nouilles
- Nouilles de riz
- Pain azyme
- Pain au chocolat
- Pain au lait
- Pain complet à la levure
- Papaye
- Pâtes à lasagnes
- Pâtes bien cuites
- Pizza
- Pommes de terre en robe des champs
- Raisins secs
- Raviolis
- Riz blanc (sauf basmati)
- Semoule de couscous blanche
- Sirop d'érable
- Sorbets

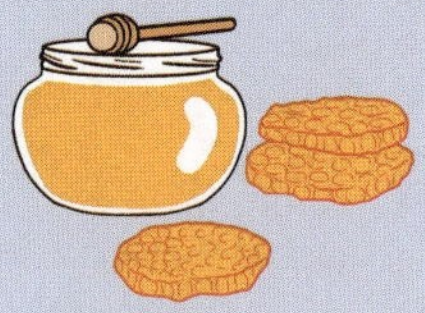

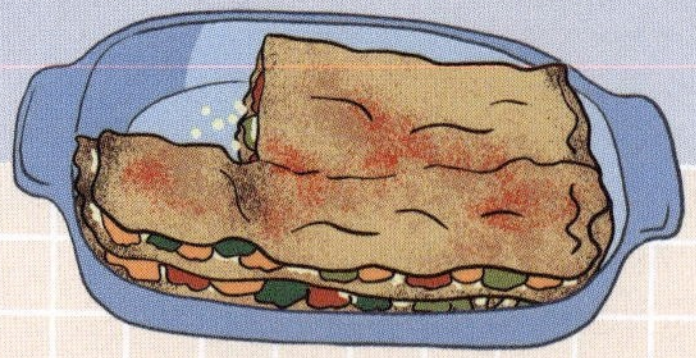

IG élevé (> 70)

- Bagel
- Baguette blanche
- Banane plantain
- Barres chocolatées
- Bière
- Biscottes ordinaires
- Biscuits classiques
- Brioche
- Citrouille
- Farine de blé blanche (type 55)
- Fécule de pomme de terre
- Frites
- Glucose/sirop de glucose
- Gnocchis
- Maïzena®
- Millet
- Navet cuit
- Pain blanc sans gluten
- Pain de mie très blanc
- Pain pour hamburger
- Panais
- Pastèque
- Polenta
- Pomme de terre cuite à l'eau, à la vapeur et au four
- Pop-corn salé / sucré
- Potiron
- Purée de pommes de terre « maison »
- Purée à base de flocons
- Riz à cuisson rapide
- Riz au lait (sucré)
- Riz blanc standard
- Riz parfumé au jasmin
- Sirop de glucose
- Sirop de maïs
- Sirop de blé
- Sucre de table (poudre / morceaux)
- Sucre roux et complet
- Tacos
- Tapioca

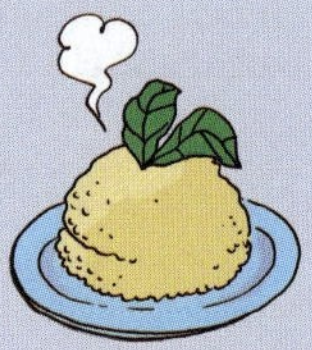

ET SI JE FAISAIS MA GLUCOSE RÉVOLUTION ?

La guerre aux glucides !

Vous avez certainement entendu parler du livre de Jessie Inchauspé : *Faites votre glucose révolution* (éd. Robert Laffont). Dans son livre, l'auteure propose de consommer les glucides de manière à ce qu'ils aient le moins d'impact possible sur la glycémie : éviter les collations, manger le sucre en dessert, commencer ses repas par des légumes, prendre un petit déjeuner salé, consommer du vinaigre…
Ces préceptes ne sont pas nouveaux : on sait déjà depuis de nombreuses années (grâce à des études nutritionnelles dans le monde entier) que le vinaigre et le citron réduisent l'impact du repas sur la glycémie, ou bien que le sucre consommé au moment du dessert élève moins la glycémie que lorsqu'il est consommé en dehors des repas (le taux de glucose est stabilisé par les fibres et protéines de l'assiette qui vient d'être ingérée…).

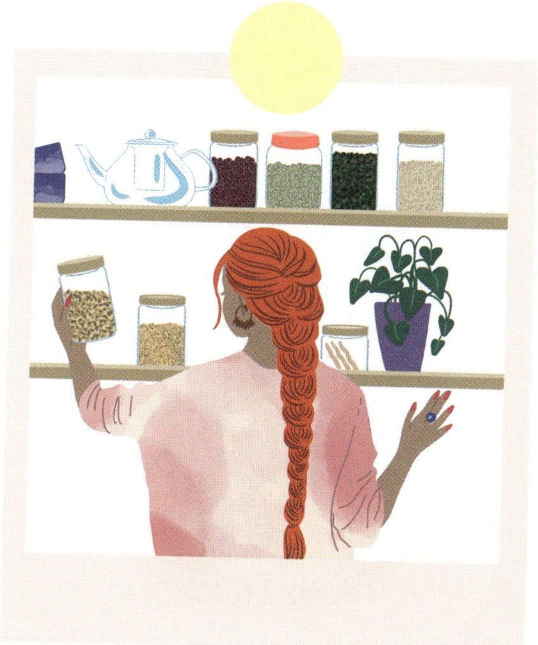

Les limites

Des recommandations nutritionnelles de ce type permettent de lisser la glycémie et de réduire les sécrétions abusives d'insuline. Donc tout se tient ! En revanche, zapper comme le fait cette auteure la notion d'index glycémique (qui permet efficacement de réguler la glycémie) est certainement une erreur, notion qui a fait l'objet de nombreuses recherches scientifiques depuis les années 1970. Par ailleurs, certains préceptes de Jessie Inchauspé sont parfois difficiles à appliquer dans la vie quotidienne : par exemple prendre un petit déjeuner salé, tôt le matin, peut être compliqué pour certaines personnes.

Le meilleur combo

On vous propose dans ce cahier de trouver le meilleur compromis possible, celui qui vous permet de réduire l'impact des glucides sur votre glycémie, mais aussi de tenir compte de vos envies, de vos habitudes, de votre rythme… Vous apprendrez à sélectionner des aliments à faible IG et à utiliser d'autres astuces nutritionnelles (comme consommer vos produits sucrés favoris uniquement en dessert pour en réduire l'impact sur votre glycémie). Dans notre société, on consomme des glucides en permanence, du matin au soir, en snack, à l'apéro, pour fêter un événement ou pour apaiser son stress… Vous pouvez être quasi dépendante du glucose ! Alors, libérez-vous des glucides et reprenez le contrôle de votre glycémie, pour retrouver votre énergie et optimiser votre santé !

GLUCOSE ET SANTÉ : LE GRAND MÉCHANT LOUP ?

Les effets pervers du glucose

D'un côté nous avons besoin du glucose car c'est le carburant du cerveau et des muscles mais de l'autre côté, le glucose stimule la sécrétion d'insuline, une hormone qui favorise et entretient un état inflammatoire dans le corps.

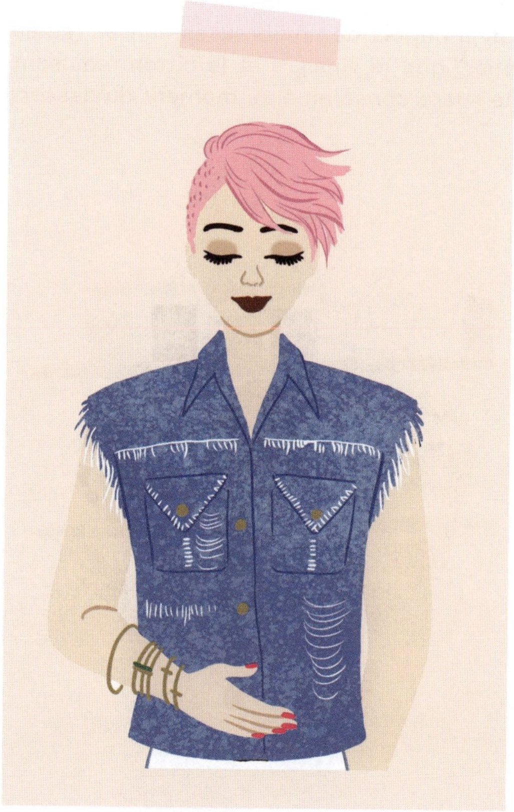

L'inflammation chronique favorise à son tour de nombreux problèmes de santé...

- L'augmentation du risque cardiovasculaire.
- L'augmentation du risque de diabète de type 2.
- L'augmentation du risque de maladie du foie.
- Les douleurs articulaires chroniques.
- Le vieillissement accéléré des cellules de l'organisme.

LES PETITES ASTUCES QUI RÉVOLUTIONNENT TOUT

- Choisir des aliments à faible index glycémique (des spaghettis *al dente* plutôt que des nouilles très cuites, du riz basmati plutôt que du riz thaï...) pour réduire les sécrétions d'insuline et apaiser l'état inflammatoire chronique.
- On peut également réduire sa consommation de viande afin de diminuer les inflammations dans l'organisme, tout comme éviter les aliments industriels ultra-transformés.

Gare au diabète !

Une consommation excessive d'aliments riches en glucides à index glycémique élevé (sucreries, jus de fruits, pain blanc, riz blanc, brioche, produits industriels...) surstimule le pancréas qui doit fournir toujours plus d'insuline pour permettre aux cellules de se nourrir de glucose. Mais avec le temps, cette surstimulation finit par réduire l'efficacité de l'insuline (on parle d'insulinorésistance). Chez les personnes prédisposées (présence de diabète dans la famille), il se crée alors un cercle vicieux où le corps produit de plus en plus d'insuline qui est de moins en moins efficace... Au bout du compte, l'organisme s'épuise et le diabète apparaît !

LES PETITES ASTUCES QUI RÉVOLUTIONNENT TOUT

- Bien équilibrer vos repas, choisir les bons glucides (à IG bas ou très bas) ;
- Bien les répartir tout au long de la journée pour éviter des pics de glycémie associés aux grignotages sucrés ;
- Et bouger au quotidien !

Mon ventre va mal

Une alimentation riche en sucres et en aliments à IG élevé favorise également un état inflammatoire dans l'intestin : votre ventre va mal et il vous le fait savoir (il est souvent ballonné et douloureux, vous avez parfois de la diarrhée ou êtes constipée...). Par ailleurs, le microbiote (la flore intestinale) peut être complètement perturbé ! Parfois, un champignon naturellement présent, appelé *Candida Albicans*, se met à proliférer, ce qui crée de nombreux problèmes : fatigue chronique, dépression, prise de poids, compulsions pour le sucre...

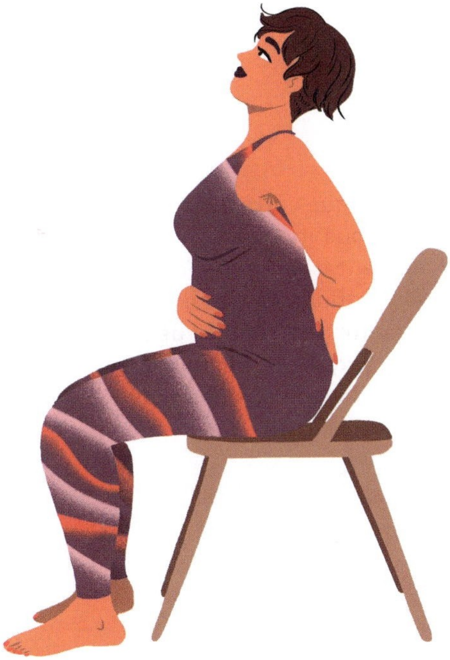

LES PETITES ASTUCES QUI RÉVOLUTIONNENT TOUT

- Rééquilibrer en quelques semaines votre microbiote grâce à de nouveaux choix alimentaires :
- Davantage de probiotiques (yaourts, kéfir de fruits...) qui ensemencent la flore intestinale ;
- Davantage de fibres prébiotiques (qui nourrissent les bonnes bactéries et favorisent leur croissance).

Mon cycle est perturbé

Une glycémie erratique a un impact sur vos taux d'œstrogènes, ce qui peut dérégler vos cycles menstruels : on l'a dit, un taux de sucre élevé entraîne des sécrétions d'insuline plus importantes. Or, l'insuline augmente l'état inflammatoire dans l'organisme, ce qui perturbe l'équilibre hormonal au niveau des ovaires et donc l'ovulation.

LES PETITES ASTUCES QUI RÉVOLUTIONNENT TOUT

- Réduire votre consommation de sucres ajoutés ;
- Et faire attention aux perturbateurs endocriniens (pour cela : éviter les emballages plastiques, préférer les cosmétiques bio...).

Je suis malade tout le temps !

Manger trop de sucre nuit à vos défenses naturelles : le sucre favorise la prolifération des bactéries et des virus et réduit l'efficacité des globules blancs, les acteurs principaux de votre système immunitaire.

LES PETITES ASTUCES QUI RÉVOLUTIONNENT TOUT

- Bannir au maximum les produits ultra-transformés ;
- Bien choisir les sucres ;
- Faire régulièrement une cure de gelée royale pour booster le système immunitaire.

Mon teint est brouillé

Savez-vous que votre peau est très sensible à ce que vous mettez dans votre assiette ? Une alimentation riche en sucres et en glucides raffinés favorise la formation de petits boutons et rend la peau plus grasse. La faute à qui ? À l'insuline, encore elle, puisqu'elle favorise l'inflammation au niveau de la peau, point de départ de l'acné.

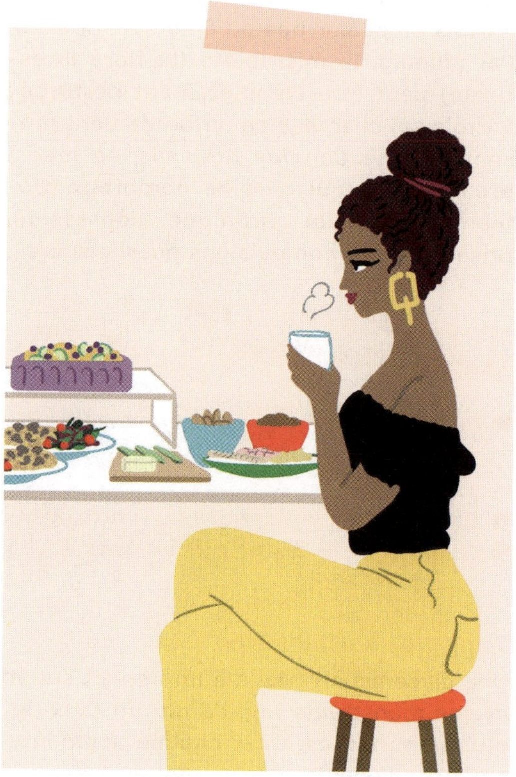

LES PETITES ASTUCES QUI RÉVOLUTIONNENT TOUT

- Adopter une alimentation saine (moins de produits industriels transformés qui ont tendance à faire émerger les boutons) ;
- Maîtriser votre consommation de sucres de tous types vous permettra de retrouver une peau nette et douce !

Glucose, bien-être et vitalité

Lorsque le taux de glucose dans le sang fait sans cesse le yoyo (pics glycémiques), le phénomène finit par avoir des répercussions sur votre vitalité et votre bien-être...

De l'énergie éphémère

Les sucres et aliments riches en glucides à IG élevé donnent une sensation d'énergie immédiate : dès que vous en mangez, vous vous sentez en pleine forme, gonflé(e) d'énergie (votre glycémie monte), mais très vite, la glycémie baisse à nouveau et vous ressentez à nouveau un (gros) coup de fatigue. Il s'agit donc d'un leurre !

Des petits creux aux grosses fringales…

Le pic d'insuline créé par les aliments à index glycémique élevé est suivi d'une baisse brutale de la glycémie (on appelle cela une « hypoglycémie réactionnelle »), ce qui entraîne généralement des compulsions sucrées ou des fringales soudaines dont on peut difficilement se défaire sans avoir englouti la moitié d'un paquet de biscuits ou la plaquette de chocolat qui traînait dans le placard… C'est un véritable cercle vicieux que vous pouvez casser rapidement avec quelques habitudes très simples (par exemple : consommer les aliments sucrés toujours en fin de repas plutôt qu'en collation, entre les repas).

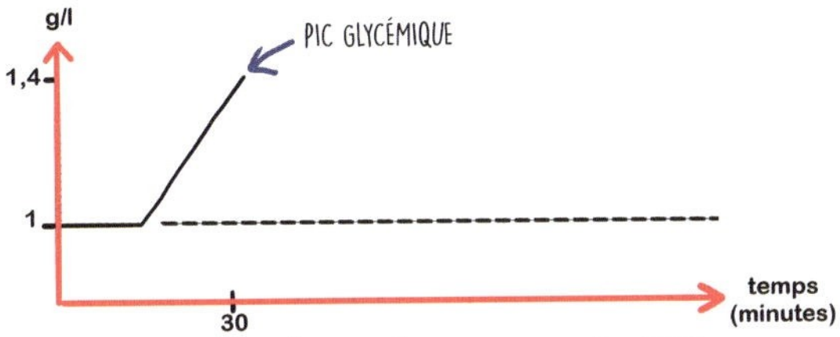

ATTEINTE DU PIC GLYCÉMIQUE APRÈS CONSOMMATION D'UN GLUCIDE

Moi, de mauvaise humeur ? Jamais !

Avez-vous remarqué comme vous pouvez être d'humeur changeante, tantôt gaie, tantôt maussade ou déprimée, jusqu'à devenir parfois franchement désagréable avec vos proches ? Non, ce n'est pas toujours la faute des hormones ! Votre alimentation y est aussi pour quelque chose : quand vous êtes en hypoglycémie réactionnelle (ce qui peut arriver après avoir consommé des produits sucrés ou des aliments à IG élevé), non seulement vous pouvez vous sentir fatiguée et avoir envie de grignoter, mais vous pouvez aussi vous sentir irritable, énervée, et réagir au quart de tour avec votre entourage. Avoir une glycémie plus stable vous permettra de vous sentir plus zen au quotidien. Vous vous sentirez détendue et de meilleure humeur !

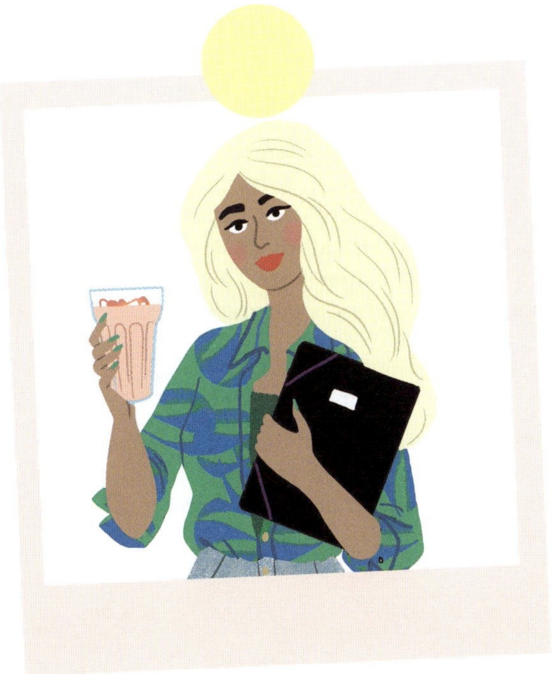

Je n'arrive plus à me concentrer…

Les hypoglycémies réactionnelles entrainent également des troubles de la concentration. Résultat : vous n'êtes pas productive au travail, vous n'arrivez pas à retenir les informations importantes qu'on vous donne, vous oubliez où vous avez mis vos clés…

Une meilleure concentration tout au long de votre journée grâce à une glycémie plus stable vous permettra d'être beaucoup plus efficace dans vos tâches quotidiennes.

Et ma silhouette ?

Stockage et déstockage

Vous le savez déjà : s'il n'est pas utilisé immédiatement, le glucose issu de la digestion est mis en réserve dans le foie sous forme de glycogène, puis transformé en graisse de stockage dans le tissu adipeux. C'est ce qu'on appelle la « lipogenèse ».
Inversement, quand les réserves de glycogène dans le foie s'épuisent, notre corps va puiser dans les graisses de réserve lorsqu'il a besoin de carburant. Il s'agit de la « lipolyse », autrement dit, le déstockage des graisses.

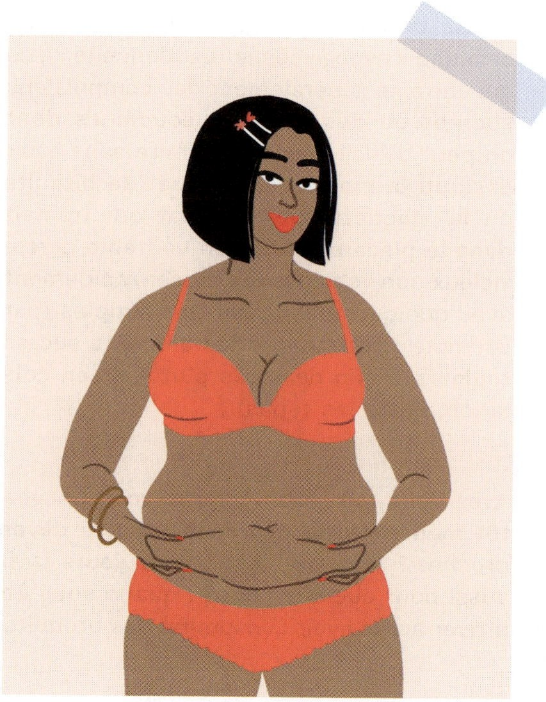

Le désastreux effet de l'insuline sur votre silhouette...

Sous l'action de l'insuline, la lipolyse, processus qui permet de brûler les graisses, est bloquée, et la lipogenèse est facilitée ! Les graisses provenant de l'alimentation sont alors aisément stockées sous forme de « triglycérides » dans les réserves graisseuses au lieu d'être utilisées comme carburant.

Des envies de sucre permanentes !

Vous mangez du sucre, la glycémie s'élève, l'insuline est sécrétée pour assimiler le glucose et faire revenir la glycémie à la normale. Sauf que trop de sucre = une trop forte sécrétion de l'insuline, et alors la glycémie chute et vous vous retrouvez en hypoglycémie. Les hypoglycémies réactionnelles vous redonnent alors envie de manger du sucre. Et pour cause : vous en manquez réellement puisque votre glycémie est trop basse ! C'est ainsi que vous avez envie de manger du sucré en permanence...

Alors, comment sortir de ce cercle vicieux qui pousse à manger toujours plus de sucre ?

Tout simplement en évitant de manger des produits sucrés en dehors des repas (éviter les grignotages, les snacks et pauses sucrés et privilégier les encas salés...) : vous verrez que c'est possible de consommer des aliments sucrés en fin de repas, sans que cela ne fasse monter votre glycémie de façon importante...

CHAPITRE 2

Le sucre dans tous ses états

Et si on faisait le tour des principaux produits sucrants ? Le sucre classique, mais aussi les polyols (sorbitol, xylitol...) qui peuvent être utilisés à la place du sucre, sans oublier les édulcorants (stévia, aspartame...). Les glucides sont représentés par deux grandes catégories de sucres : les sucres simples et complexes.

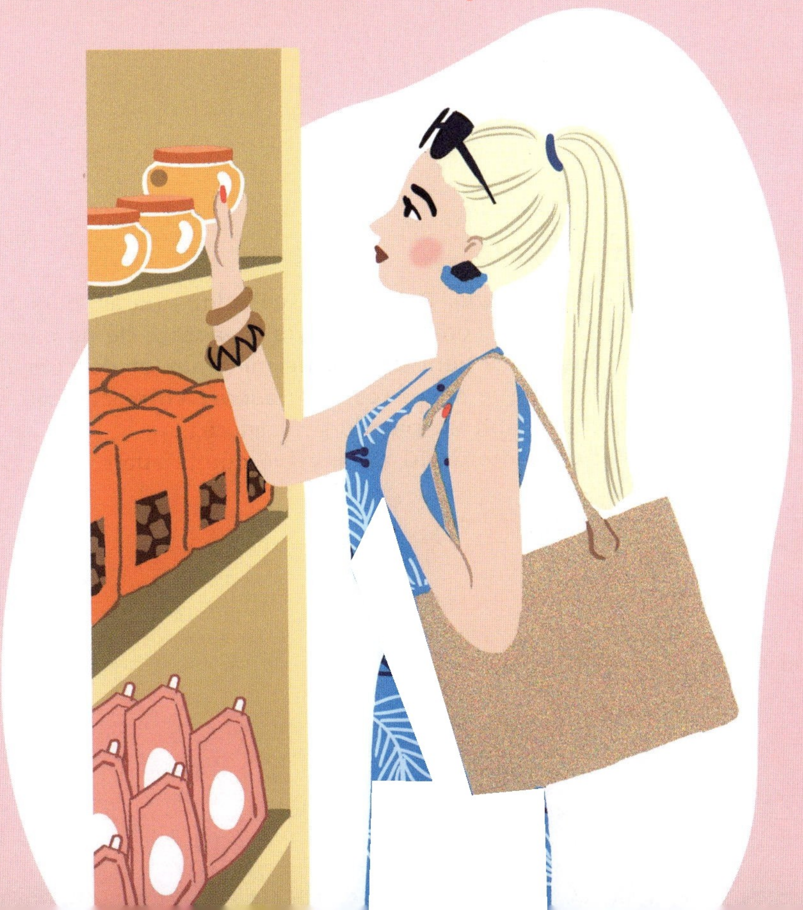

DANS LA JUNGLE DES DIFFÉRENTS SUCRES

Sucre complet, sucre de canne bio, sirop d'agave, sucre de coco, stévia, sucre de bouleau... Quels sucres peut-on consommer et lesquels faut-il vraiment éviter ? Voici un petit panorama sur le rayon des sucres.

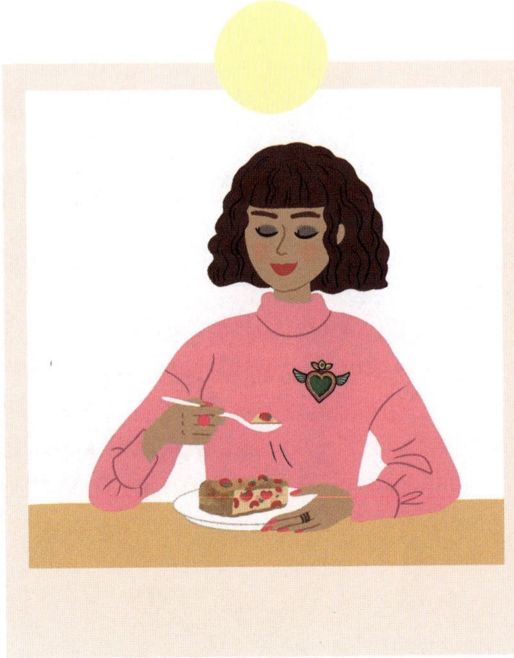

Stop au sucre blanc !

Vous l'avez bien compris, il s'agit surtout de remiser au placard le bon vieux morceau de sucre blanc n° 4 (celui que vous mettiez allègrement dans votre thé ou dans votre café...). Son IG est bien trop élevé (65) et les transformations industrielles qu'il subit (raffinage) en font un aliment de qualité très médiocre.

RECOMMANDATION NUTRITIONNELLE

On l'oublie, d'autre sucres plus sains le remplaceront facilement !

Que penser du sucre complet ?

Le sucre complet (Rapadura, Muscovado, Dulcita, Mascobado...) paraît plus sain, qu'en est-il vraiment ? Non raffiné, le sucre complet présente l'avantage de ne pas avoir subi de transformations industrielles. Il contient un peu de minéraux et de composés antioxydants mais gardez à l'esprit que le sucre reste du sucre ! Votre cerveau enregistre le goût sucré et vous ne vous déshabituez pas du goût sucré !
Par ailleurs, le sucre complet présente un IG aussi élevé que le sucre blanc...

RECOMMANDATION NUTRITIONNELLE

Le sucre complet est quand même préférable au sucre blanc et vous verrez plus loin dans ce cahier que, quand il est consommé en quantité raisonnable et en fin de repas, il a un impact sur la glycémie assez raisonnable !

Et le miel ?

Le miel est un produit naturel aux multiples bienfaits pour la santé : propriétés anti-bactériennes et anti-inflammatoires, richesse en composés antioxydants... Il a tout pour plaire ! Oui mais il a quand même un IG élevé, à part le miel d'acacia et le miel de châtaignier qui ont un IG plus faible (car leur proportion de fructose est plus élevée que dans les autres miels).

RECOMMANDATION NUTRITIONNELLE

On vous conseille de privilégier si possible les miels à faible IG, ou de les consommer en petite quantité, en fin de repas (intégré dans une tisane par exemple, juste après le dîner.

Le sirop d'érable et la mélasse sont tout aussi naturels mais leur IG est également assez élevé. Consommez-les de façon occasionnelle et toujours en fin de repas.

Existe-t-il des alternatives saines ?

Les meilleures alternatives sont les sucres les plus naturels possibles et qui ont un impact le plus modéré possible sur la glycémie (index glycémique faible) :

- **Le miel d'acacia et de châtaignier**, à IG bas et 100 % naturels ;
- **Le sucre de coco**, ou sucre de fleurs de coco, dont l'IG est faible grâce à sa teneur en inuline, une fibre prébiotique ;
- **Le sirop d'agave cru bio** (chauffé à 48 °C maximum), ce qui permet de préserver ses bienfaits : minéraux, oligoéléments et composés antioxydants ;
- **Le sirop de yacon** est un sucre liquide 100 % naturel issu d'un tubercule. Son IG est quasi nul (proche de 0), ce qui en fait un sucre très intéressant (voir p. 27).
- **La stévia brute bio** (de couleur verte), obtenue par simple séchage et broyage de feuilles de la plante stévia (attention : la stévia de couleur blanche a subi des transformations industrielles).

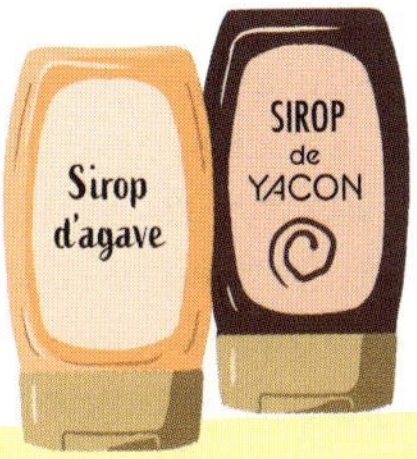

Il existe d'autres sucres à faible IG : le xylitol, appelé aussi « sucre de bouleau », l'érythritol, le maltitol utilisé dans des pâtisseries spéciales à IG bas..., mais ces sucres ne sont pas entièrement naturels, ils ont subi des transformations industrielles.

RECOMMANDATION NUTRITIONNELLE

Gardez à l'esprit qu'il s'agit de produits sucrés et qu'il faut donc les consommer avec modération pour limiter votre addiction au goût sucré !

Quelle quantité ne pas dépasser ?

L'organisation Mondiale de la Santé (OMS) recommande de ne pas dépasser 50 g de sucre ajouté par jour, ce qui comprend le sucre ajouté par vous-même dans vos desserts et boissons, le sucre ajouté présent dans les aliments industriels (glaces, gâteaux, chocolat, yaourts sucrés...) et aussi le sucre des jus de fruits, même sans sucre ajouté, car l'impact de ces boissons sur la glycémie est aussi important que celui du sucre lui-même !

RECOMMANDATION NUTRITIONNELLE

L'OMS ajoute que l'idéal est de ne pas dépasser 25 g de sucres ajoutés par jour, ce qui représente l'équivalent de 5 morceaux de sucre (faites le test p. 77 pour connaître votre consommation quotidienne de sucres ajoutés et découvrir les solutions si elle est trop élevée)...

Aucun sucre n'est parfait !

Retenez ceci : même à IG très bas, même naturel, un sucre reste un sucre ! Et chacun a ses petits défauts : proportion importante de fructose (sirop d'agave et miel d'acacia), possibles effets laxatifs sur le transit intestinal (xylitol et maltitol)...

Certains sucres sont très intéressants d'un point de vue nutritionnel (faible IG, peu de fructose...) mais ne sont pas faciles à utiliser : la stévia brute a un arrière-goût de réglisse prononcé, le sirop de yacon est assez difficile à utiliser en pâtisserie (couleur foncé, goût assez fort...).

Et le fructose alors ?

Le fructose fait partie des sucres pointés du doigt ! Faut-il en avoir peur et l'éviter à tout prix ? Le fructose fait partie de la famille des « sucres simples », comme le glucose et le saccharose. Il est surtout présent dans les fruits et le miel dont il peut être extrait : vous trouverez donc du fructose cristallisé dans le commerce (sous forme de poudre blanche qui s'utilise comme le sucre ordinaire). Le fructose peut aussi être extrait du maïs, par des procédés industriels. À noter que le sucre ordinaire (saccharose) est lui-même composé de 50 % de glucose et de 50 % de fructose.

Le fructose est aussi présent dans les produits industriels, sous forme de sirop de glucose-fructose !

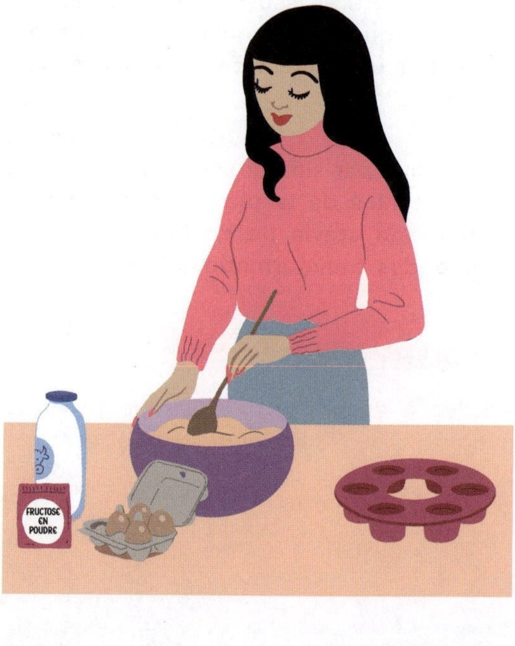

Quels sont ses avantages ?

Le fructose présente un pouvoir sucrant plus élevé que le sucre : vous en mettez moins que le sucre ordinaire pour obtenir le même goût sucré. Par ailleurs, son IG est très faible (environ 20). Il s'utilise aussi bien à chaud (pâtisserie) qu'à froid (pour sucrer laitages et boissons).

Comment le fructose agit-il dans le corps ?

Le fructose est métabolisé par le foie : une fois arrivé dans le sang, il est « transformé » en carburant énergétique par le foie. Mais s'il est consommé en excès, il sera transformé en acides gras, ce qui peut conduire à une élévation du taux de triglycérides dans le sang, ou à une accumulation de graisses dans le foie, ce qui peut aboutir à une fibrose (modification de la structure du foie) puis à une cirrhose à long terme.

C'est l'excès de fructose qui peut être nocif pour la santé. On y est conduit par les aliments industriels transformés qui contiennent des sirops de glucose-fructose et que vous pouvez consommer en grande quantité sans vous en rendre compte...

Alors qu'une consommation raisonnable et contrôlée (environ 25 g de sucres ajoutés par jour, soit l'équivalent de 5 cuillères à café de sucre + 2 à 3 fruits par jour) reste sans danger.

RECOMMANDATION NUTRITIONNELLE

Gardez à l'esprit que vous devez varier les sucres au quotidien et ne pas consommer uniquement des sucres riches en fructose.

Le light et les édulcorants : on les fuit ou pas ?

Et si on remplaçait le sucre par un édulcorant, tout simplement ? Ne serait-ce pas cela, la solution ?

Beaucoup trop de chimie !

Aspartame, sucralose, saccharine, acesulfame de potassium... les édulcorants intenses possèdent un pouvoir sucrant tel que des doses infimes suffisent pour donner un goût sucré ! Malheureusement, ces substances 100 % issues de l'industrie chimique sont souvent controversées : elles sont accusées de provoquer des allergies, de perturber l'équilibre du microbiote, voire de déclencher le processus cancéreux... mieux vaut donc s'abstenir !

Un leurre pour le cerveau

Quand vous mangez un aliment contenant un édulcorant (yaourt 0 % aux fruits, soda light...), votre cerveau enregistre le goût sucré mais pas les sucres et les calories qui vont avec ! Résultat : il réclame son dû en déclenchant une envie de sucre... Au final, vous compensez les calories économisées dans les heures qui suivent cette consommation. Avez-vous déjà eu cette sensation de faim ou d'envie de manger après avoir bu une boisson *light* ? C'est bien cet effet-là que vous avez expérimenté !

RECOMMANDATION NUTRITIONNELLE

Rien ne vaut le naturel ! Préférez donc un sucre à impact modéré sur la glycémie, mais un « vrai sucre », comme un petit dessert à base de sucre de canne et de fruit, consommé raisonnablement et dans les bonnes conditions, en fin de repas par exemple pour être assimilé au mieux (voir p. 53).

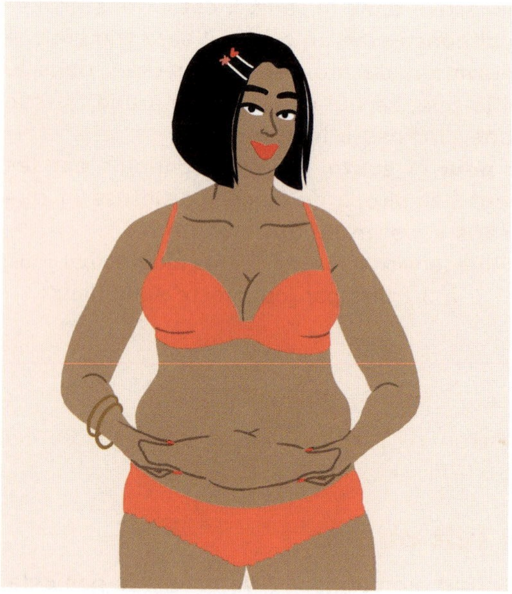

Sorbitol, xylitol et autres produits en -ol

Sorbitol, xylitol, maltitol et érythritol font partie de la famille des polyols. On les appelle aussi « sucres alcools », ce sont des édulcorants « de masse », contrairement aux édulcorants intenses. Issus de l'hydrolyse de l'amidon (sorbitol, érythritol, maltitol) ou extraits de l'écorce de bouleau (xylitol), leur pouvoir sucrant n'est pas forcément plus élevé que celui du sucre ordinaire, mais leur IG est plus faible et ils ne sont généralement pas complètement absorbés au niveau digestif (sauf l'érythritol), ce qui peut causer quelques troubles digestifs (ballonnements, douleurs abdominales...). On les retrouve surtout dans les bonbons et chewing-gums « sans sucre » mais on peut aussi les retrouver dans les yaourts allégés, les jus de fruits...

COMMENT ON CHOISIT ?

Les polyols séduisent (faible IG, ils ne provoquent pas de carie dentaire...) mais ne sont pas 100 % naturels, consommez-les avec modération car ils peuvent également perturber le microbiote. Vous pouvez utiliser de temps en temps du xylitol pour vos pâtisseries par exemple (sa saveur sucrée augmente à la cuisson). Vérifiez bien la liste des ingrédients (certains polyols sont associés à des édulcorants et autres produits sucrants) et prenez-les de préférence en magasin bio.

Light en calories mais pas en additifs !

Yaourts 0 %, sodas light, bonbons « sans sucres »... Tous ces produits ont un point commun : ils contiennent des édulcorants intenses et/ou des polyols. Et ils sont également riches en d'autres additifs et composés chimiques : conservateurs et colorants de synthèse, arômes artificiels, épaississants, correcteurs d'acidité... Que des produits chimiques !

COMMENT ON CHOISIT ?

Préférez les produits bruts, naturels et sans additifs le plus souvent possible. Pour cela, lisez bien les étiquettes (voir p. 30).

À la place de...	Je choisis plutôt...
Un verre de soda light	Une eau pétillante avec un filet de jus de citron Un verre de vrai soda (non light) de temps en temps si vous aimez vraiment cela
Un yaourt 0 % aux fruits	Un yaourt ordinaire nature + des petits moreaux de fruits + éventuellement un peu de sucre IG bas (sucre de coco, miel d'acacia...)
Bonbons sans sucre	Quelques fruits secs quand vous avez vraiment faim (abricots séchés, amandes...)
Jus de fruits allégé en sucre	Jus de fruits 100 % fruits / smoothie fait maison

Les nouveaux sucres

Des nouveaux sucres voient le jour régulièrement. Zoom sur ces produits sucrants prometteurs !

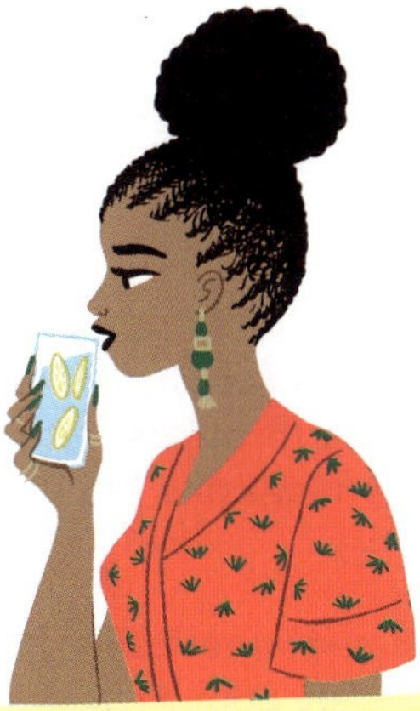

Le sirop de yacon : le nouveau chouchou des fit girls ?

Issu d'un tubercule (la poire de terre), le sirop de yacon est 100 % naturel. Son indice glycémique ou IG est très faible pour ne pas dire nul (IG = 1) et il est riche en fibres prébiotiques qui nourrissent le microbiote, c'est donc un produit très intéressant d'un point de vue nutritionnel !
Il se présente sous la forme d'un sirop fluide de couleur très brune et sa saveur est sucrée. Son goût fort (à la fois caramélisé et acidulé) et sa couleur ne permettent pas de l'utiliser dans toutes les préparations sucrées mais c'est un très bon produit à découvrir (en magasins bio).

Le sirop de yacon est presque 2 fois moins riche en calories que le sucre ordinaire. Son pouvoir sucrant serait plus élevé, mais tout le monde n'a pas cette sensation, faites-vous votre propre opinion ! Ajoutez-le dans vos laitages nature, thés, infusions...

Le sucre des moines

Issu du fruit des moines qui vient d'Asie, le sucre des moines se présente sous la forme d'une poudre ou d'un liquide au pouvoir sucrant très élevé. Sa saveur sucrée proviendrait de certains composés antioxydants dont il est pourvu (mogrosides) et ne contiendrait donc ni glucides ni sucre. Sans calorie et sans réel arrière-goût amer comme la stévia (un autre sucre issu d'une plante), il pourrait bien finir par devenir un de vos produits favoris ! À noter qu'il est souvent vendu en association avec de l'érythritol.

COMMENT ON L'UTILISE ?

Le sucre des moines s'utilise aussi bien à froid qu'en pâtisserie. Vendu seul, son pouvoir sucrant est très élevé : une petite pincée (ou 1 goutte) suffit pour sucrer un laitage. Vendu en association avec l'érythritol, il est plus facile à doser (1 c. à soupe de sucre = 1 c. à soupe de produit) et est plus adapté à la pâtisserie. Vous en trouverez plus facilement sur des sites internet spécialisés. Attention à ne pas abuser de la formule associée à l'érythritol (un polyol pas entièrement naturel !) : réservez-le pour la pâtisserie uniquement.

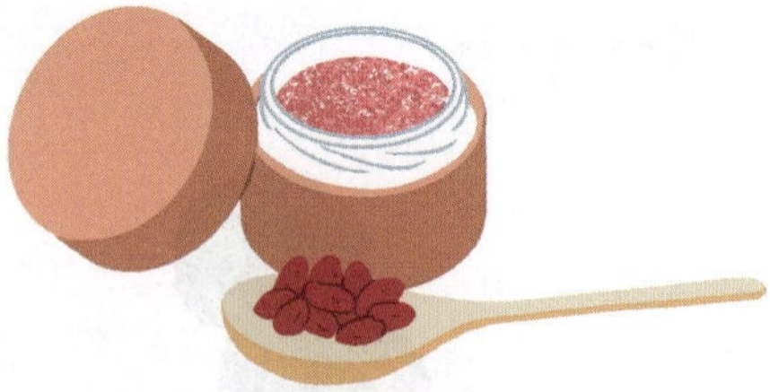

La miraculine : un vrai miracle ?

La miraculine n'est pas vraiment un produit sucrant : il s'agit d'une poudre extraite d'une baie rouge appelée « fruit miracle ». Sa particularité : elle modifie la perception du goût sucré au niveau des papilles gustative (plus précisément, elle inhibe le goût acide ou amer). Après avoir consommé de la miraculine, votre yaourt nature ne paraît plus du tout acide et votre clémentine paraît bien plus sucrée ! Cela peut donc vous aider à moins sucrer vos laitages et boissons par exemple. Vous trouverez également la miraculine sous forme de petites baies rouges séchées entières. Elle est commercialisée dans certains magasins bio et sur Internet.

Et la stévia ?

Cette plante sud-américaine (*Stevia rebaudiana*) a un haut pouvoir sucrant (300 fois plus que le sucre ordinaire) grâce à ses composés, les glycosides de stéviol. Sous sa forme naturelle (feuilles de stévia séchées et broyées, couleur verte), la stévia est un produit excellent. Son seul défaut : son arrière-goût amer !

Attention à la stévia de couleur blanche : elle a subi des transformations industrielles et est souvent mélangée à d'autres produits sucrants (du sucre blanc, de l'érythritol...).

Les glycosides de stéviol sont des composés chimiques extraits de la feuille de stévia pour leur pouvoir sucrant. Ils sont référencés comme édulcorants intenses (code additif alimentaire E960) et sont facilement utilisés par l'industrie alimentaire car ils n'ont plus d'arrière-goût amer. Leur extraction se fait par diffusion, séchage, cristallisation... différents procédés qui ne sont pas toujours naturels !

COMMENT ON L'UTILISE ?

Utilisez la stévia naturelle (de couleur verte) pour sucrer vos laitages, thés... et préférez un autre produit sucrant pour la pâtisserie car la stévia naturelle n'est pas facile à doser en cuisson.

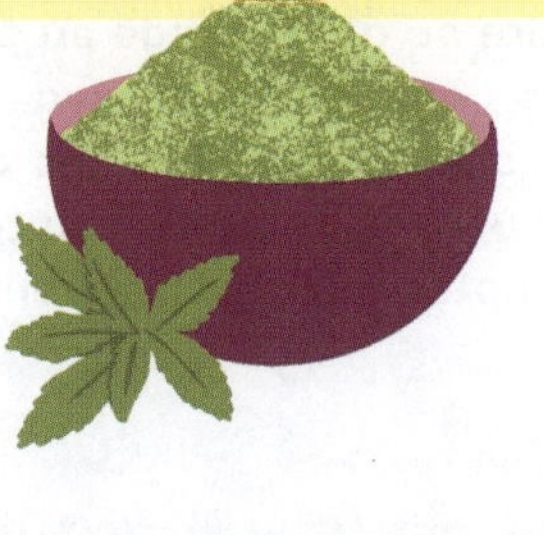

Les différents types de sucres

Sucres à privilégier	Sucres à limiter	Sucres à éviter
Consommation : 25 g maximum par jour		
Sirop de yacon	Fructose cristallisé	Sucre blanc raffiné sous toutes ses formes (de canne, de betterave)
Miel d'acacia et de châtaignier	Sirop d'agave classique	Sucre cassonade, vergeoise...
Sucre de coco	Xylitol	Sucre glace
Stévia naturelle bio (feuilles séchées et broyées, couleur verte)	Erythritol	Edulcorants de synthèse (aspartame, sucralose, acesulfame de potassium...)
Sucre des moines pur	Maltitol et sorbitol	Sirop de glucose
Sirop d'agave cru bio	Miels (autres que acacia et châtaignier)	Sirop de glucose-fructose
	Mélasse	Sirop de maïs
	Sirop d'érable	Sirop de riz
	Sucre complet (rapadura, muscovado...)	

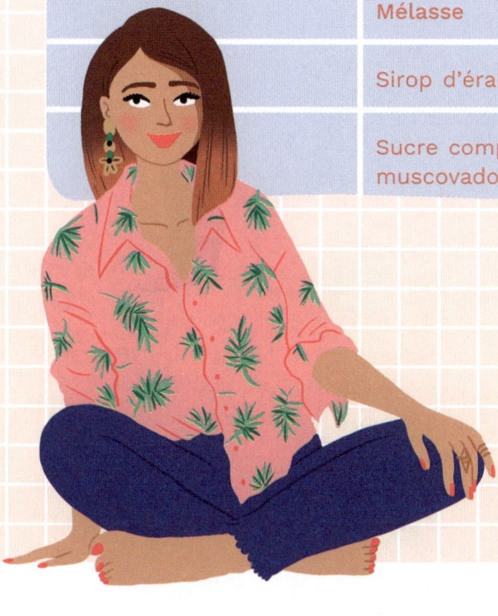

LES FÉCULENTS : DES SUCRES COMME LES AUTRES ?

Pomme de terre, pâtes, riz, quinoa contiennent des glucides… Quels féculents peut-on consommer ? En quelle quantité ? Et comment limiter leur impact sur la glycémie ?

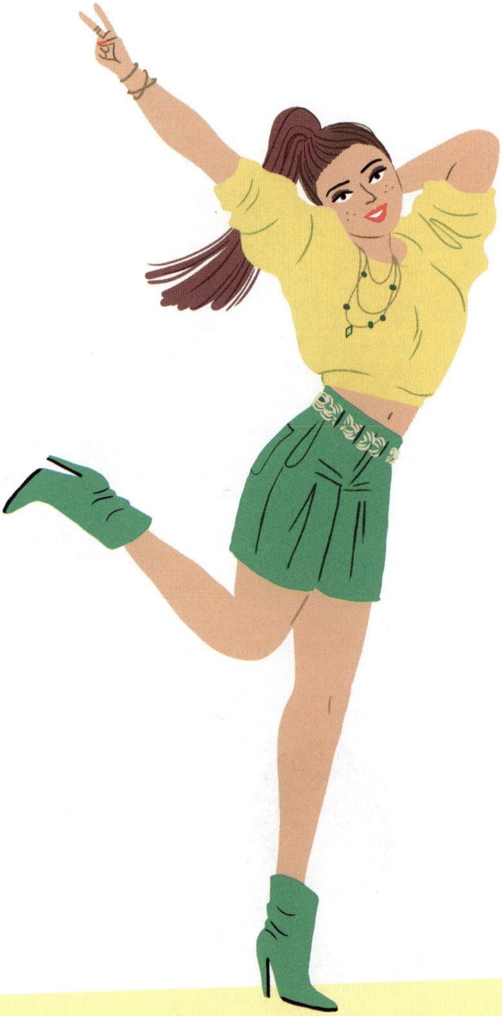

Complexes, les sucres ?

Les féculents sont aussi appelés « sucres complexes » ou « glucides complexes » car ils sont composés d'amidon qui n'est autre qu'une accumulation de molécules de glucose. Ils s'opposent aux « sucres ou glucides simples » qui ne sont composés que d'une ou deux molécules (fructose, glucose, lactose, saccharose…).

Du bon carburant pour l'organisme

Les féculents apportent donc beaucoup de molécules de glucose à l'organisme, dont le corps a besoin (les muscles se nourrissent de glucose, tout comme le cerveau !). Il ne faut donc pas avoir peur d'en consommer, le tout est de choisir les féculents qui ont un IG faible et de bien adapter les quantités par rapport à vos besoins.
Consommer les féculents dans le cadre d'un repas structuré (composé de protéines, de légumes, de graisses, voir p. 40) permet également d'en limiter l'impact sur la glycémie.

Astuce glucose control n° 1 : les céréales complètes et à IG bas

Vous devez surtout éviter de consommer les céréales sous leur forme raffinée : débarrassées de leurs fibres, elles perdent aussi leur intérêt nutritionnel (vitamines, minéraux, oligo-éléments) et leur IG flambe ! Préférez donc les céréales complètes le plus souvent possible. Pensez également aux céréales (ou pseudo-céréales) dont l'IG est naturellement bas : le quinoa, le sarrasin, le riz basmati…

Les céréales complètes ont du mal à passer ? Essayez les semi-complètes qui représentent un bon compromis : goût et texture assez proche des céréales blanches, et présence de fibres qui ralentissent l'absorption des glucides.

Au lieu de manger...	Je choisis plutôt...
Des nouilles blanches	Des penne complets cuits *al dente*
Du pain de mie	Du pain complet au levain
Du riz blanc	Du riz complet ou semi-complet
Du taboulé à la semoule blanche	Du taboulé au quinoa ou au sarrasin
Des céréales du petit déjeuner au blé ou au maïs	Des flocons d'avoine, d'épeautre, de quinoa, de pois chiche...
Des pommes de terre	Des patates douces (IG plus faible)

Astuce glucose control n° 2 : les légumineuses !

Pensez à intégrer 2 à 3 fois par semaine des légumineuses dans vos menus : salade de lentilles, purée de pois cassés, houmous de pois chiches, soupe de lentilles corail, chili con carne, flageolets... Les légumes secs ont un IG très bas, sont riches en fibres, en minéraux, composés antioxydants... Ils ont vraiment tout pour plaire !

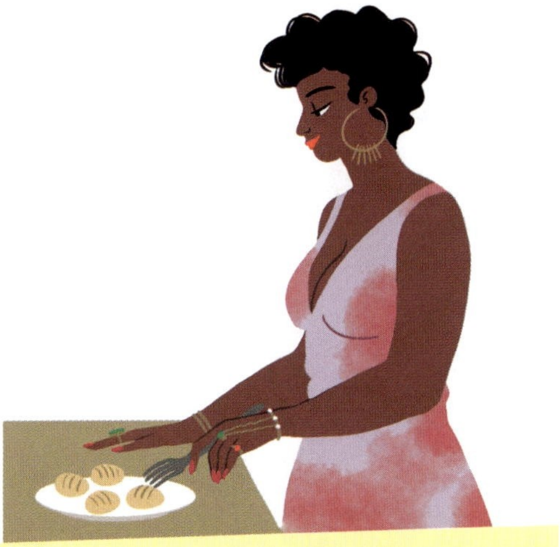

Astuce glucose control n° 3 : un seul féculent par repas

Une règle d'or que vous pouvez appliquer dès que possible : consommer un seul féculent par repas. Vous mangez des spaghettis ou du riz basmati ? Ne prenez donc pas de pain. Si vous commencez votre repas par une salade de pois chiches (riches en amidon) au gouda, poursuivez avec des légumes en plat principal... Bref, évitez de cumuler plusieurs féculents au même repas !

VOUS POUVEZ RÉALISER DES ÉQUIVALENCES :
150 g de féculents cuits = 50 à 60 g de pain. Ces quantités sont données à titre indicatif : adaptez-les en fonction de vos sensations de faim et de satiété, et aussi en fonction de vos objectifs silhouette (perte de poids souhaitée ou non).

Vous êtes...	Consommez environ...
Une femme de moins de 35 ans sédentaire	150 à 200 g de féculents cuits par repas
Une femme de moins de 35 ans assez active	200 à 250 g de féculents cuits par repas
Une femme de plus de 35 ans sédentaire	100 à 150 g de féculents cuits par repas
Une femme de plus de 35 ans assez active	150 à 200 g de féculents cuits par repas

ATTENTION AUX ÉTIQUETTES : COMMENT REPÉRER LES SUCRES CACHÉS ?

Le sucre se cache sous d'autres noms (en -ose...)

La liste des ingrédients vous permet de débusquer les sucres ajoutés mais ces derniers se cachent parfois sous des dénominations barbares : glucose, dextrose, dextrine, sirop de glucose, sirop de glucose-fructose, isoglucose, amidon modifié, fructose, sucre inverti...

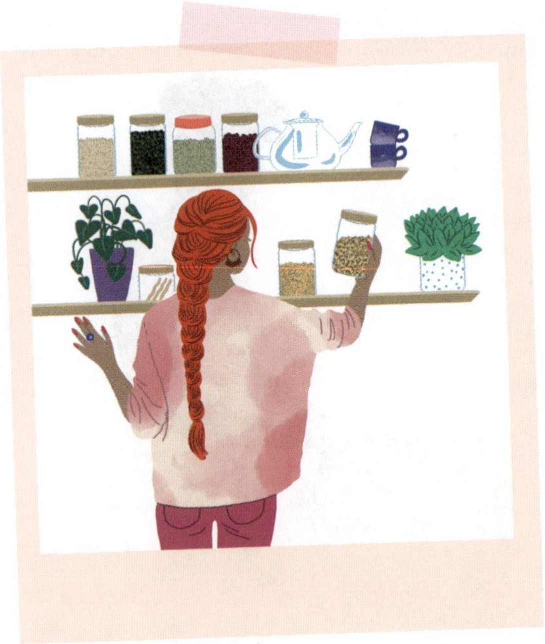

> **Évitez carrément les produits dont ces ingrédients sont en tête de liste :** vous risqueriez de consommer trop de sucre qui dérègle le cycle féminin et le système immunitaire et génère encore plus d'envies de sucre !

Amidon modifié : IG très élevé

Les amidons modifiés (ou transformés) sont des produits issus de la transformation des céréales ou des fécules (maïs, pomme de terre, blé, tapioca...). Ils sont utilisés par les industriels comme agents de texture (pour épaissir ou gélifier par exemple).

Leur procédé de fabrication leur confère un index glycémique très élevé : encore plus élevé que le sucre lui-même ! Fuyez donc les vinaigrettes, soupes et autres aliments du commerce qui contiennent des « amidons modifiés » dans leur liste d'ingrédients !

Mieux comprendre le tableau nutritionnel

Un exemple : l'étiquetage d'un paquet de biscuits secs...

Il donne, entre autres, la teneur en glucides du produit, sachant que les glucides regroupent tous les sucres au sens large (amidon dans la farine, sucre ajouté, lactose du lait, fructose...) :

Valeurs nutritionnelles	Pour 100 g
Protéines	7,6 g
Lipides	14 g
Glucides **dont sucres**	72 g 26 g

Liste des ingrédients : farine de **blé** 67,9 %, sucre, huile de palme, sirop de glucose-fructose, **lait** écrémé en poudre, lactosérum en poudre (**lait**), fibres de **blé**, arôme fleur d'oranger, sel, poudre à lever (carbonate acide de sodium, carbonate acide d'ammonium), émulsifiant (lécithine de **soja**), arômes, colorant (E150b).

On vous invite à toujours lire en premier la liste des ingrédients qui vous donne de très bonnes indications sur la présence de sucre ajouté ou non !

Le produit présenté ici contient 72 g / 100 g de glucides, apportés essentiellement par l'amidon de la farine (premier ingrédient = ingrédient principal), ce qui est tout à fait normal pour des biscuits. Mais la farine blanche n'est pas ce qu'il y a de mieux (impact élevé de la glycémie au niveau sanguin) : ce genre de produits (avec farine blanche et sucre ajouté) n'est donc pas à consommer quotidiennement dans l'idéal…

LA MENTION « DONT SUCRES », QUÈSACO ?

Elle fait référence aux « sucres simples » qui comprennent le sucre ajouté (sucre blanc), mais aussi le lactose (sucre du lait), le glucose ou le fructose (sucre des fruits) quand il y en a. Les sucres concernés par la mention « dont sucres » ne correspondent donc pas toujours au « sucre ajouté » !

Dans ces biscuits, les ingrédients sous la mention « dont sucres » correspondent essentiellement au sucre ajouté (sucre blanc probablement et sirop de glucose-fructose) et au lactose dans une moindre mesure (apporté par le lait écrémé en poudre et le lactosérum en poudre).

Autre exemple : le tableau nutritionnel d'une compote « sans sucre ajouté » (purées de pommes)…

Ingrédients : Purée de pommes 99,8 %, jus de citron, antioxydant : acide ascorbique.

On constate que les glucides sont quasi-exclusivement composés de « sucres » : il s'agit bien des sucres naturels provenant de la pomme (ce qui se vérifie par la liste des ingrédients : absence de sucre ajouté). À noter, les autres glucides (2 g de différence sur les 13 g de glucides totaux dont 11 g de sucres) sont des fibres glucidiques présentes dans la pomme.

Valeurs nutritionnelles	Pour 100 g
Protéines	0 g
Lipides	0 g
Glucides **dont sucres**	13 g 11 g

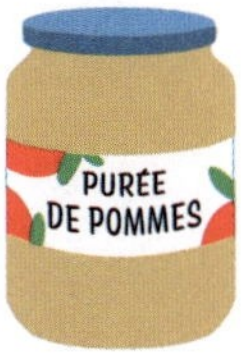

Sans sucre… vraiment ?

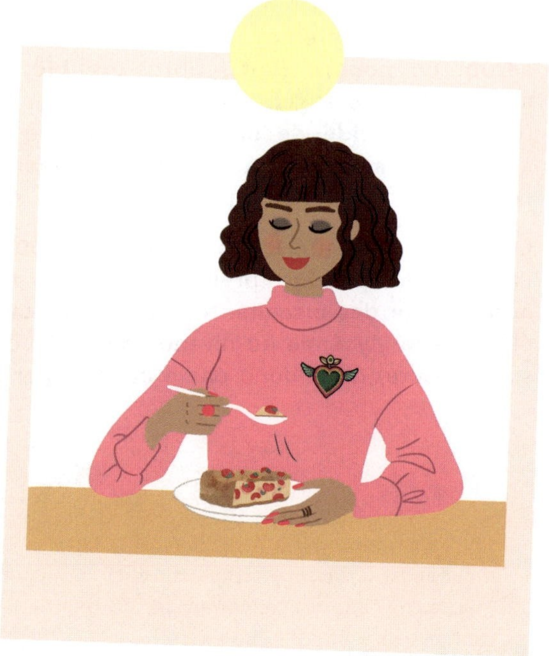

« Sans sucre ajouté » signifie qu'aucun sucre n'a été ajouté dans le produit, seuls les sucres naturels sont présents (jus de fruits sans sucre ajouté par exemple). Mais attention : ces aliments peuvent contenir des édulcorants (qui ne sont pas considérés comme des sucres !) Lisez bien la liste des ingrédients pour éviter les produits qui contiennent des édulcorants ajoutés (aspartame, sucralose…).

« Sans sucre » veut dire que le produit ne contient pas de sucre ordinaire ajouté mais il peut contenir d'autres glucides (ou produits sucrants ajoutés) : polyols, fructose, ou des édulcorants (bonbons sans sucre par exemple). Paradoxalement, ces produits sont souvent riches en glucides et contiennent aussi des additifs controversés pour la santé. Encore une fois, lisez bien la liste des ingrédients et évitez les produits qui contiennent des noms que vous ne connaissez pas !

« Allégé en sucre » indique que le produit contient moins de sucre ajouté (30 % de moins au minimum) que le produit de référence (compote allégée en sucres par exemple), mais des édulcorants peuvent y être ajoutés (aspartame, acesulfam de potassium…) : vérifiez bien dans la liste des ingrédients que l'allègement en sucre n'est pas compensé par d'autres produits.

QUE PENSER DU NUTRISCORE ?

Le nutriscore propose d'apposer une lettre A, B, C, D ou E sur un produit en fonction de différents critères à limiter : teneur en sel, graisses saturées, calories totales et sucre. Il prend en compte aussi la teneur en nutriments et les aliments à favoriser : fibres, protéines, légumes… C'est donc un score global qui peut être très bon (A ou B) pour des produits qui peuvent être ultra-transformés (avec des additifs alimentaires, du sirop de glucose…) et pas vraiment intéressants au niveau nutritionnel (certaines céréales du petit déjeuner par exemple). Ce n'est donc pas forcément un bon indicateur !

CUISINER EN MODE GLUCOSE CONTROL

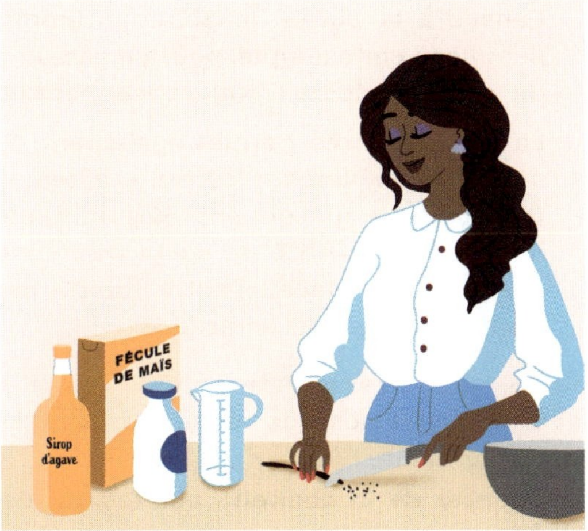

Votre challenge : réduire au maximum le sucre ajouté dans vos desserts (yaourts, fromages blancs...) mais aussi dans vos recettes de pâtisseries, desserts et biscuits grâce à de petites astuces et sans rogner sur le plaisir ! Voici quelques gestes judicieux pour y arriver...

Astuce glucose control n° 1 : réduisez les quantités de sucres dans vos recettes

Commencez par réduire d'au moins 1/3 la quantité de sucre dans les recettes que vous trouverez dans les livres de cuisine classique ou sur Internet. Par exemple, pour un gâteau au yaourt, si la recette indique 200 g de sucre, réduisez la quantité à 140 g.

DIMINUER FACILEMENT VOTRE CONSOMMATION DE SUCRES TOUS LES 14 JOURS !

Les papilles gustatives sont habituées à une certaine saveur sucrée, mais elles se renouvellent tous les 14 jours environ, vous pouvez donc rapidement vous habituer à une saveur sucrée plus faible ! Vous pouvez par exemple procéder par étapes en réduisant, tous les 14 jours, la quantité de sucre ajouté dans vos laitages et boissons.

Astuce glucose control n° 2 : utilisez un sucre à IG bas dès que possible

Sucre de coco (même pouvoir sucrant que le sucre blanc), sirop d'agave (pouvoir sucrant plus élevé : mettez 75 g de sirop d'agave à la place de 100 g de sucre blanc), miel d'acacia (idem, mettez 75 g de sirop d'agave à la place de 100 g de sucre blanc), par exemple...

Astuce glucose control n° 3 : Pensez aux fruits et aux épices

Remplacez tout ou partie du sucre par des fruits !

- Dans une recette de cake, vous pouvez par exemple réduire le sucre de moitié, et miser sur des fruits séchés dont la saveur sucrée est présente : abricots secs et figues sèches coupés en petits morceaux (100 g environ de fruits séchés dans 1 cake).

- Pensez à la purée de pommes (compote sans sucre) pour sucrer un gâteau aux pommes : par exemple, pour un gâteau qui contient 150 g de sucre, réduisez la quantité de sucre de moitié (75 g), et remplacez l'autre moitié par 75 g de compote de pommes.
- La banane mixée permet également de sucrer agréablement certains gâteaux. Dans un cake qui contient 150 g de sucre, réduisez la quantité de sucre de moitié (75 g), et remplacez l'autre moitié par 1 banane moyenne écrasée.

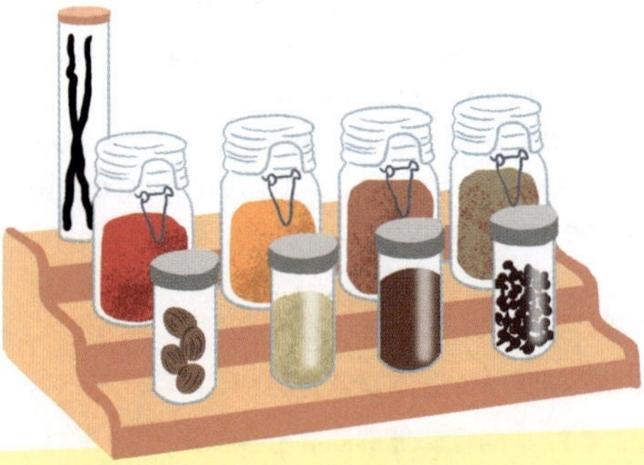

Certaines épices permettent de renforcer le goût sucré, et donc de réduire la quantité de sucre ajouté !

- **Ajoutez de la cannelle** sur les tartes, gâteaux aux pommes et dans les biscuits secs (1 à 2 c. à café maximum de cannelle en poudre).
- **Pensez à la vanille** qui aromatise agréablement certains desserts (gâteau de semoule, choux à la crème, cake, crème anglaise...).
- **Les « quatre-épices » (gingembre, cannelle, clou de girofle et noix de muscade)** rehaussera en un tour de main la saveur d'un cake aux fruits (1 à 2 c. à café max pour 1 cake).

COMMENT CONSOMMER LES FRUITS AU QUOTIDIEN ?

Privilégiez les desserts simples comme les fruits frais, laitages natures et compotes de fruits sans sucre. Consommez idéalement des pâtisseries 1 à 2 fois par semaine (selon vos besoins et votre niveau d'activité physique).

CHAPITRE 3

Mes assiettes low glucose

Et si on allait dans le vif du sujet ? Découvrez en détails le contenu de vos assiettes idéales pour en réduire au maximum l'impact sur votre taux de sucre sanguin…

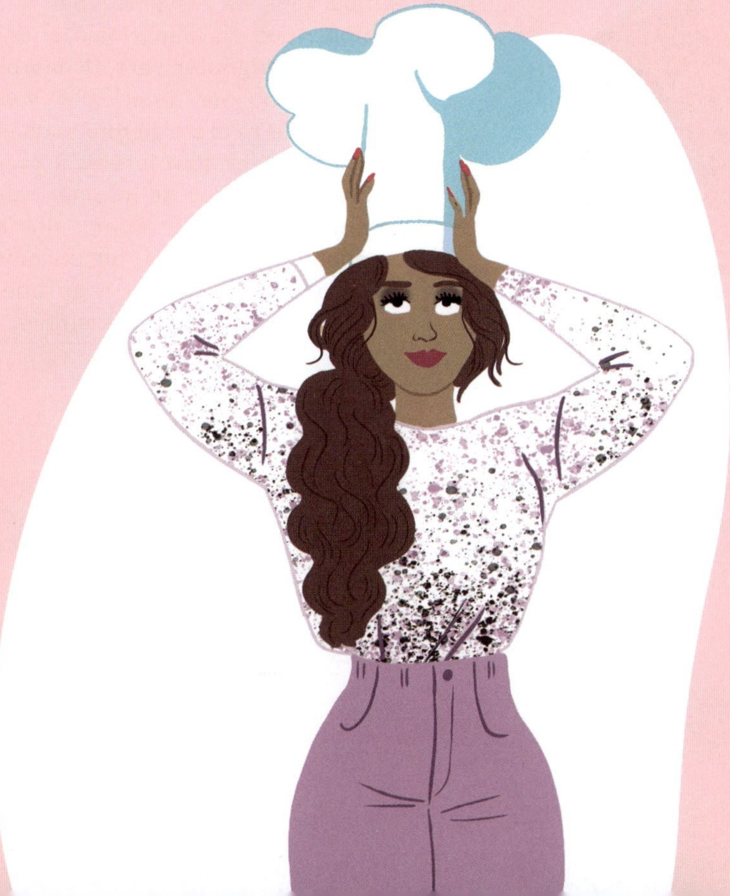

LE PETIT DÉJEUNER, MEILLEUR STARTER DE LA JOURNÉE !

Le petit déjeuner est le premier repas : c'est celui qui donne la bonne tendance de la journée ! Après le jeûne de la nuit, notre organisme a généralement besoin de recharger ses batteries. D'ailleurs, plusieurs études montrent l'importance de ce repas : ceux qui prennent un petit déjeuner ont moins tendance à grignoter durant la journée !

Le matin, nous sommes plus sensibles qu'à n'importe quel autre moment au niveau glycémie ! Le petit déjeuner doit donc être composé avec beaucoup de soin !

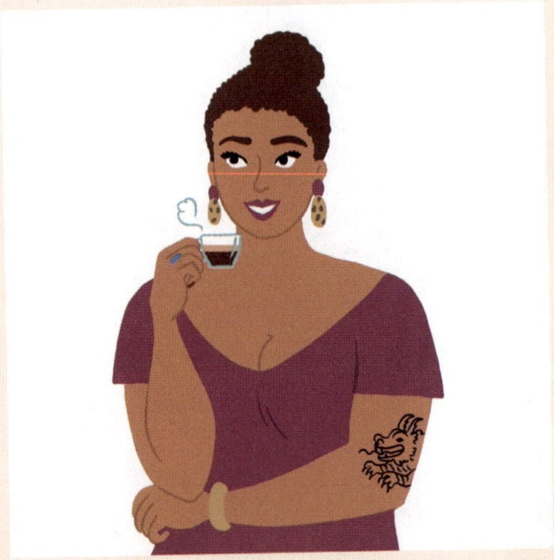

Un petit déjeuner pour tous ?

Certaines personnes n'éprouvent pas le besoin de manger dès le réveil... Vous devez avant tout apprendre à vous écouter et à vous observer : si vous tenez bien jusqu'au déjeuner sans manger le matin et que vous ne ressentez pas de coup de pompe, tout va bien ! Mais si vous commencez à grignoter vers 11 heures ou que vous avez du mal à contrôler vos apports au repas de midi parce que vous êtes affamée, vous avez tout intérêt à prendre une collation en milieu de matinée quand vous commencez à avoir faim : un fruit frais et quelques amandes, ou un morceau de pain complet au levain avec une tranche de tome de brebis, par exemple.

À quelle heure ?

Si vous avez faim dès le réveil, prenez votre petit déjeuner à ce moment-là. Si vous préférez attendre un peu et laisser votre organisme se réveiller complètement, décalez le petit déjeuner d'une heure quand cela est possible.

Ne prenez pas votre petit déjeuner après 9 h 30, vous risqueriez de vous couper ensuite l'appétit au déjeuner et de dérégler le reste de votre journée.

Quoi manger au petit déj ?

1. **Pour commencer, prenez une boisson chaude ou froide pour bien vous hydrater** : café, thé, infusion ou eau. Vous l'avez compris : il faut éviter de sucrer votre boisson le matin ! Si vous n'arrivez pas (encore) à consommer votre café sans sucre, mettez-y un peu de sucre IG bas (sucre de coco, xylitol...) et commencez votre petit déjeuner par les autres aliments.

2. **Choisissez un aliment riche en protéines** : jambon blanc, jambon de poulet ou de dinde, œuf dur, laitage nature (skyr, fromage blanc nature...) : les protéines ont un fort pouvoir rassasiant et permettent de modérer l'impact des autres aliments sur la glycémie.

3. **Ajoutez un aliment qui apporte des glucides à IG bas** : pain complet au levain, Wasas® fibres, flocons d'avoine, de quinoa ou de sarrasin, blinis ou pancakes réalisés avec une farine de blé intégrale...

4. **Pensez à consommer un peu de graisses** : purée d'amandes ou de cacahouètes (riche en protéines !), beurre ou margarine végétale bio sur les tartines, noix du Brésil ou amandes à croquer...

Vous aimez le thé au citron ? C'est une bonne chose car l'acidité du citron permet de réduire l'impact du petit déjeuner sur la glycémie. Ajoutez donc un filet de jus de citron à votre thé noir ou vert !

Le pain au levain a un IG plus faible grâce à son acidité naturelle ! Pensez-y !

Les fruits ne sont pas obligatoires au petit déjeuner, mais si vous les appréciez, consommez-les sous leur forme entière (orange, kiwi, bol de fruits rouges...) et évitez les jus de fruits, même pressés : leur « sucre liquide » ne fait pas bon ménage avec votre glycémie...

Qu'est-ce qu'il faut éviter absolument ?

Évitez les aliments riches en sucres raffinés et farine blanche et/ou en graisses de mauvaise qualité : céréales du petit déjeuner (au miel, au chocolat, au blé...), brioche, croissants, pain de mie, confiture, poudre chocolatée pour lait, cappuccino du commerce...

UNE FOIS N'EST PAS COUTUME...

Vous adorez les pains au chocolat ? Faites-vous plaisir et dégustez-en un de temps en temps (le dimanche matin par exemple), avec un thé au citron pour réduire l'impact sur la glycémie, et après un petit bol d'œufs brouillés qui freineront l'assimilation des sucres...

Le top du top : le petit déjeuner salé !

Un petit déjeuner salé présente plusieurs avantages...

- L'absence de sucre permet de réduire les envies de sucre dans la journée (commencer par un petit déjeuner sucré peut accentuer les envies ensuite)
- Les produits salés sont généralement riches en protéines rassasiantes : œufs, jambon blanc, truite fumée, fromage...

3 exemples de petits déjeuners salés à faible impact sur la glycémie

- Café noir sans sucre
- 1 crêpe de sarrasin (blé noir) roulée, garnie de houmous (voir recette p. 51)
- Une dizaine de tomates cerises

- Thé vert à la menthe sans sucre
- 3 Wasa® fibres + beurre + jambon blanc

- Thé au citron sans sucre
- 2 tranches de pain complet au levain + 40 g de lamelles de tomme de brebis
- 1 œuf coque

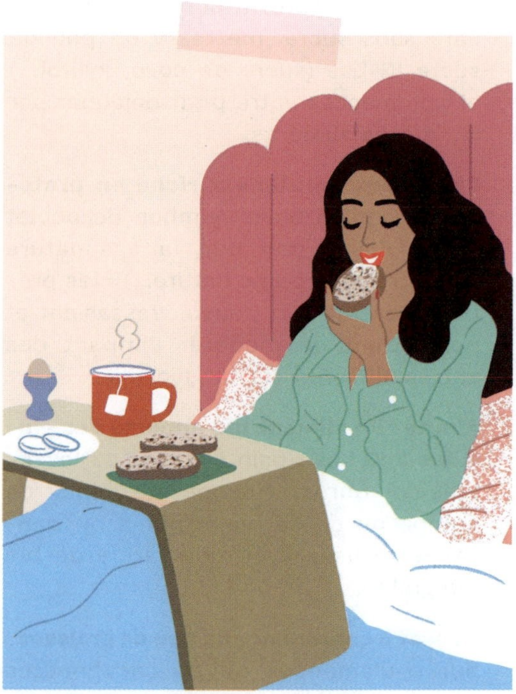

Et si j'ai envie de sucré ?

Vous êtes plutôt pancakes, granola ou muesli aux fruits le matin ? Pas de panique, voici comment procéder...

- Préparez vous-même vos crêpes, pancakes ou granola (avec une farine complète et un sucre à IG bas, comme du sucre de coco, du sucre de yacon, du sirop d'agave...).
- Mettez le moins de sucre possible (même à IG bas).
- Essayez de boire au petit déjeuner une verre d'eau citronnée (ou ajoutez un filet de citron dans votre thé) pour réduire l'impact sur la glycémie.
- Commencez votre petit déjeuner par un aliment protéiné (yaourt skyr nature, fromage blanc...).

3 exemples de petits déjeuners « sucrés » à faible impact sur la glycémie

- Thé rooibos à la cannelle
- 100 g de yaourt skyr
- 2 *crêpes à IG bas* nature

- Café noir sans sucre
- 150 g de fromage blanc nature + muesli réalisé avec 30 g de flocons d'avoine, 2 abricots secs coupés finement et 3 noisettes hachées

- Thé au citron sans sucre
- 2 tranches de pain complet au levain + *pâte à tartiner chocolat-noisettes à IG bas*
- 1 fruit de saison

Pâte à tartiner chocolat-noisettes à IG bas (pour 1 pot)

Cassez 60 g de chocolat noir pâtissier corsé en petits morceaux dans un bol. Ajoutez-y 40 g d'huile de colza à goût neutre (ou d'huile de noisette) et faites fondre au four à micro-ondes. Mélangez bien et ajoutez 1 c. à soupe de cacao en poudre sans sucre. Ajoutez ensuite 50 g de purée de noisettes et 50 g de sirop d'agave (ou de sirop de yacon). Mélangez bien et versez dans un pot à confiture.

Crêpes à IG bas (pour 12 unités)

Dans un saladier, mélangez 250 g de farine de blé intégrale avec 1 pincée de sel. Faites un puits et ajoutez 3 œufs entiers, 50 g de sucre de coco et 30 g de beurre fondu. Ajoutez ensuite 60 cl de lait d'amande sans sucre progressivement en mélangeant au fouet pour éviter la formation de grumeaux. Laissez la pâte reposer une heure au réfrigérateur. Prenez une poêle à crêpes antiadhésive, graissez-la si besoin avec un pinceau ou avec un papier absorbant et faites cuire les crêpes une à une de chaque côté jusqu'à ce qu'elles soient bien dorées.

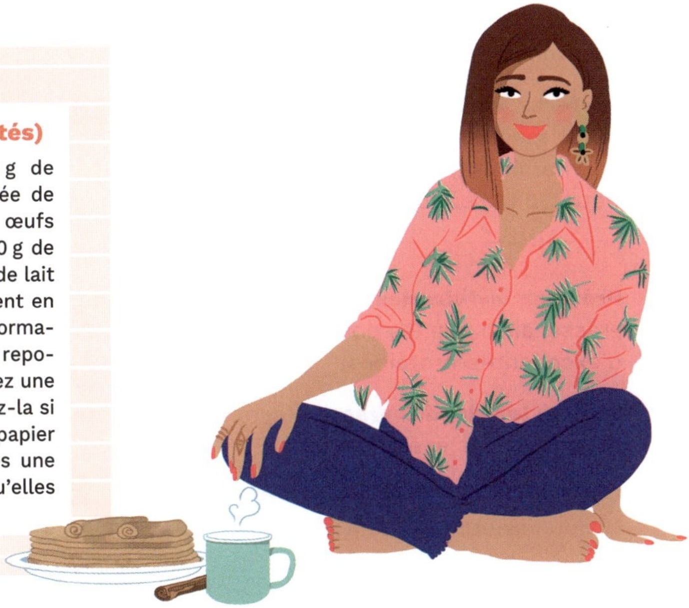

UN DÉJEUNER SAIN, ÉQUILIBRÉ ET PEU SUCRÉ

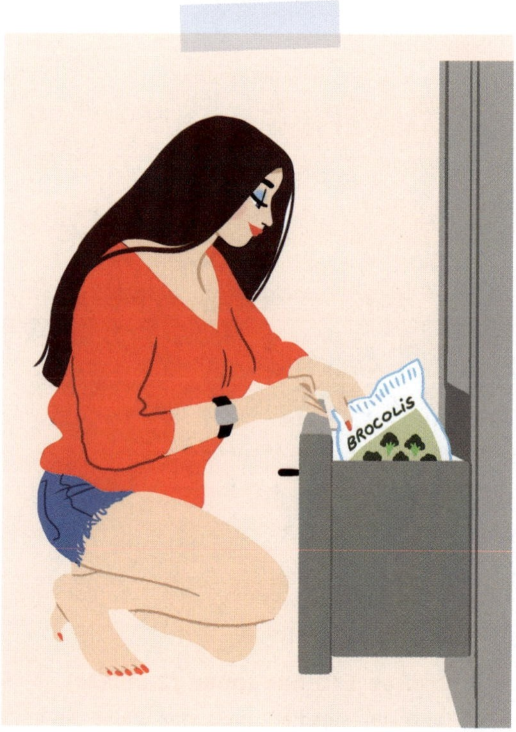

Le déjeuner est un repas central ! C'est celui qui permet de tenir toute l'après-midi. Un déjeuner négligé et c'est la porte ouverte aux fringales et aux envies de sucre vers 17 h... composez-le avec soin !

Qu'est-ce que je mange ?

Une base de légumes

- **Ils doivent représenter au moins la moitié de votre assiette** : épinards, courgettes, crudités variées, chou-fleur... Ils ont tous (ou presque) un IG bas ! Et même ceux qui ont un IG élevé (potiron, céleri cuit...) ont une teneur en glucides faible ; l'impact sur la glycémie est donc très modéré !
- **Préférez les légumes frais, de saison** (c'est meilleur, moins cher et plus riche en vitamines !) ou surgelés nature (pratiques d'utilisation).

Des protéines rassasiantes

- **Préférez les viandes maigres :** poulet, dinde, rosbif, steak haché à 5 % de matière grasse, ainsi que les poissons et crustacés... Pensez aux œufs également qui apportent d'excellentes protéines.
- **Limitez les viandes grasses** (agneau, entrecôte...) et surtout évitez le gras visible (peau du poulet par exemple).
- **Côté quantité,** 100 g suffisent (viande) ou 150 g (poisson), ce qui doit représenter ¼ de l'assiette environ.

COMMENCEZ TOUJOURS VOTRE ASSIETTE PAR LES LÉGUMES ET LES PROTÉINES !

Les fibres des légumes et les protéines des viandes/poissons ralentissent le passage des sucres dans le sang. Commencez donc toujours votre assiette avec les légumes. Vous pouvez bien sûr ajouter des crudités en entrée (avec du vinaigre qui abaissera également l'impact du repas sur la glycémie !). Vous pouvez manger les féculents du repas une fois que vous avez mangé une bonne partie de vos légumes.

Des féculents à IG bas

- **Mettez au menu de vos déjeuners des céréales à IG bas** (quinoa, spaghettis cuits al dente, orge, sarrasin, riz basmati ou riz complet, etc.)...
- ...**et/ou des légumes secs** (lentilles, haricots rouges, pois chiches...) pour éviter l'apparition des petits creux en milieu d'après-midi : ces aliments ont un pouvoir rassasiant élevé et vous aideront à tenir jusqu'au dîner sans craquer sur les biscuits au goûter !
- **Côté quantité**, les féculents représentent idéalement le dernier quart de l'assiette.

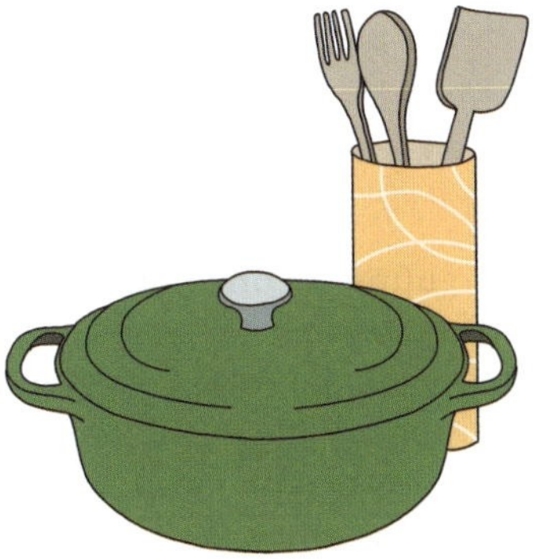

Un dessert simple

Vous avez envie de manger un dessert ? Terminez votre repas par un laitage nature, sans sucre : yaourt, fromage blanc, skyr... Vous pouvez aussi prendre un yaourt de soja ou de coco nature. Si vous digérez bien les fruits en fin de repas (voir p. 52), vous pouvez aussi choisir un fruit de saison ou une compote sans sucre ajouté. Vous pouvez enfin terminer votre repas par un café, un thé ou une infusion sans sucre avec 10 g de chocolat noir à 70 % de cacao (c'est à IG bas !).

Buvez 1 ou 2 verres d'eau (plate ou gazeuse) au cours de votre repas, et profitez-en pour ajouter un filet de jus de citron pour réduire l'impact du repas sur la glycémie, surtout si vous avez envie de manger un aliment à IG élevé comme des frites ou des lasagnes.

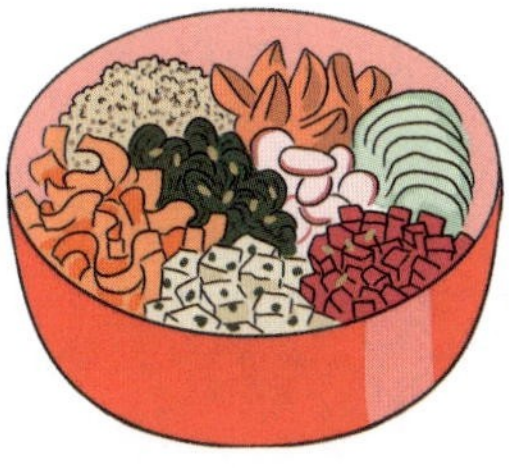

Et si je mange végétarien ?

Si vous mangez en mode végétarien, remplacez les viandes ou poissons par une autre protéine : œufs, tofu, seitan ou par une part de légumes secs (purée de pois cassés, lentilles braisées...).
Dans ce dernier cas, les légumes secs font office de protéines végétales et de féculents. Pensez donc à ne pas dépasser ¼ de l'assiette en quantité **(¼ de légumes secs, ¼ de céréales à IG bas + ½ de légumes).**
Complétez votre assiette avec d'autres protéines (parmesan, noix de cajou, amandes concassées...).

ZOOM SUR UN GOÛTER LÉGER ET RASSASIANT

Ah le goûter, en voilà un sujet épineux ! Certaines se demanderont si elles peuvent vraiment prendre un goûter... Eh bien, oui ! Mais pas n'importe lequel... Zoom sur ce petit repas qui revêt parfois une grande importance.

C'est quoi le problème avec le goûter ?

Soyons clair : le goûter a un impact sur la glycémie, comme n'importe quel autre repas. Le problème du goûter, c'est que vous n'y associez pas de légumes comme au déjeuner qui en réduisent l'impact sur la glycémie, et que les aliments consommés sont généralement sucrés : biscuits, brioche, chocolat...

Vers 16 ou 17 h, la glycémie baisse légèrement, de façon naturelle. Consommer des aliments contenant des glucides est donc tout à fait légitime ! Mais bien sûr, il faut privilégier des glucides à faible IG et en quantité modérée (1 fruit frais par exemple) pour éviter de voir monter sa glycémie de façon excessive...

Quand prendre un goûter ?

Le goûter a clairement sa place pour toutes les personnes qui craquent facilement entre le déjeuner et le dîner : si vous prenez un déjeuner structuré et suffisant en quantité par rapport à vos besoins, et que malgré cela, vous commencez à avoir faim en fin d'après-midi et que vous vous mettez à grignoter, c'est que vous avez besoin de prendre un goûter.

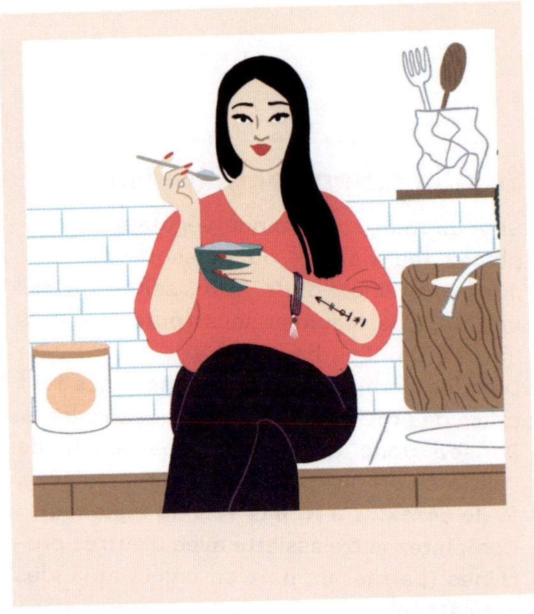

Un goûter bien adapté peut aussi permettre d'aborder sereinement le dîner (pas de grosse fringale qui vous pousse à vous jeter sur votre frigo le soir !).
Et bien sûr, en cas d'activité physique en fin de journée, un goûter est parfaitement indiqué !

Les glucides consommés dans l'après-midi favorisent la sécrétion de sérotonine qui est ensuite transformée en mélatonine (l'hormone du sommeil). Un petit goûter permet donc de préparer un bon sommeil !

Que prendre au goûter ?

Vous l'avez compris, le goûter « sucré » (biscuits, confiseries...) n'est pas l'idéal (sauf si vous avez une activité physique prévue après, faites-vous plaisir).

- **Parfois un simple fruit à croquer peut suffire** (une pomme, une nectarine, une orange... selon la saison). Les fruits contiennent des sucres mais également des fibres qui freinent l'absorption des sucres. Vous pouvez ajouter quelques oléagineux selon votre faim (une dizaine d'amandes ou de noisettes ou bien 5 noix...).
- **Vous pouvez aussi prendre un laitage nature** (fromage blanc, faisselle...) avec un peu de compote sans sucre, des morceaux de fruits (fraises coupées en morceaux, myrtilles...) et éventuellement un peu de son d'avoine (1 à 2 c. à soupe dans votre laitage, qui vont bien vous rassasier !).

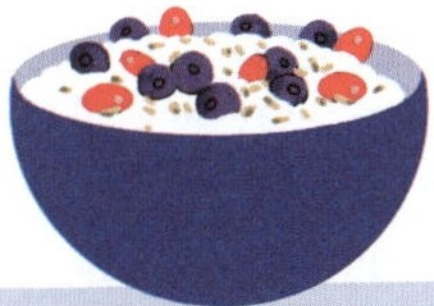

3 exemples de goûters à faible impact sur la glycémie

• 1 verre d'eau + filet de jus de citron • 100 g de fromage blanc + 1 c. à soupe de son d'avoine + quelques myrtilles	• Thé vert sans sucre • 10 amandes • 1 pomme	• Thé au citron • 1 yaourt skyr nature + 100 g de fruits rouges + quelques amandes concassées (pour le côté croquant)

Et quand j'ai envie d'un goûter plus gourmand ?

Quand vous avez envie de manger des biscuits ou des pancakes au goûter, ne restez pas sur votre faim (cela risque de tourner en véritables compulsions...), mais ayez toujours des préparations maison à disposition (réalisées avec une farine et un sucre à IG bas) : vous pouvez par exemple préparer un clafoutis aux fruits, le couper en morceaux et le conserver au congélateur pour en ressortir une petite part de temps en temps...

Privilégiez les goûters à faible impact sur la glycémie au quotidien et réservez les goûters gourmands pour les envies occasionnelles !

3 exemples de goûters à impact modéré sur la glycémie

• 1 verre d'eau pétillante + filet de jus de citron • 1 part de *clafoutis pommes-rhubarbe à IG bas*	• Thé rooibos à l'orange et cannelle • 2 *biscuits seigle-chocolat à IG bas*	• Thé matcha au lait d'amande • 1 crêpe à IG bas (voir p. 39) avec 15 à 20 g de chocolat noir à 70 % de cacao fondu

Clafoutis pommes-rhubarbe IG bas

Épluchez et coupez 2 pommes en morceaux. Décongelez 300 g de rhubarbe (enlevez l'excédent d'eau) ou épluchez de la rhubarbe fraîche et coupez-la en tronçons. Mélangez 4 œufs avec 80 g de sucre IG bas (sucre de coco, miel d'acacia...). Ajoutez 40 g de farine d'orge (ou d'épeautre complète) et 1 c. à soupe bombée de purée d'amandes, mélangez et intégrez ensuite progressivement 35 cl de lait d'amande sans sucre préalablement chauffé. Mettez les fruits dans un plat à gratin antiadhésif et versez la préparation par-dessus. Si votre plat n'est pas antiadhésif, graissez-le légèrement avec un peu d'huile de coco ou de beurre. Enfournez à 180 °C pendant environ 45 min (jusqu'à ce que votre clafoutis soit légèrement doré).

Biscuits au seigle et chocolat IG bas (pour 25 biscuits)

Préchauffez le four à 180 °C. Mélangez 200 g de farine de seigle complète avec 60 g de poudre d'amande, ½ sachet de levure chimique, 1 pincée de sel, 60 g de sucre de coco. Ajoutez 1 œuf entier puis mélangez. Coupez 100 g de chocolat noir pâtissier corsé en petits morceaux à l'aide d'un couteau. Ajoutez-le avec 80 g d'huile à goût neutre (colza par exemple) et mélangez. Ajoutez 2 à 3 c. à soupe d'eau pour obtenir un mélange un peu compact mais pas trop humide. Mettez une grande feuille de papier cuisson sur une plaque allant au four. Utilisez un emporte-pièce de 5 à 7 cm de diamètre pour former vos biscuits (facultatif) : mettez un peu de pâte à biscuits dans l'emporte-pièce (placé sur la feuille de cuisson), tassez avec les doigts et enlevez l'emporte-pièce. Renouvelez l'opération jusqu'à épuisement de la pâte à biscuits. Enfournez pendant 15 à 20 min puis laissez refroidir.

Je fais du sport, qu'est-ce que je prends au goûter ?

En cas d'activité physique en fin de journée, prenez une collation 2 heures avant votre séance de sport dans l'idéal, cela vous permettra de faire le plein d'énergie pour votre activité ! Selon la durée et l'intensité de l'activité, choisissez un fruit frais et quelques amandes, ou 2 tranches de pain complet avec des lamelles de fromage. N'oubliez pas d'emporter votre bouteille d'eau !

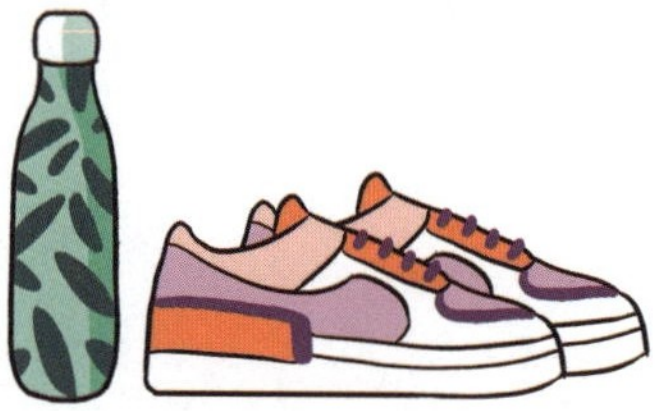

UN DÎNER SAVOUREUX ET LÉGER

Globalement, le dîner se compose comme le déjeuner : une base de légumes auxquels viennent s'ajouter un peu de céréales à IG bas et des protéines animales ou végétales. Mais le dîner est le dernier repas de la journée, il doit bien préparer au sommeil et ne pas être trop lourd (vous n'avez plus d'activité après ce repas...).

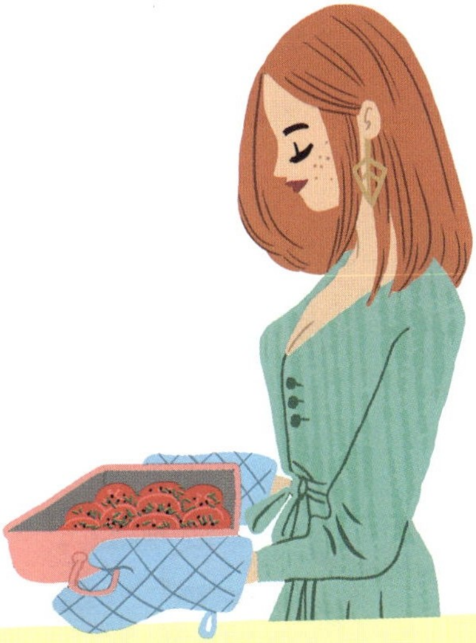

So soupe !

La base d'un repas équilibré est composée de légumes, et leurs fibres permettent de ralentir le passage des sucres dans le sang. Vous pouvez donc commencer votre repas par une soupe de légumes (non passée si possible : les légumes non moulinés sont plus rassasiants).

En été, pensez aux gaspachos de légumes : ils contiennent du vinaigre qui abaisse l'impact du repas sur la glycémie !

Ne zappez pas les féculents...

Les féculents permettent d'enclencher un bon sommeil, n'oubliez pas d'en consommer au dîner, mais choisissez-les à IG bas : riz basmati, purée de pois cassés, patates douces vapeur, taboulé de quinoa... et respectez bien la règle suivante : davantage de légumes dans votre assiette que de féculents ! Si vous suivez en parallèle votre sensation de satiété (vous arrêtez de manger quand vous n'avez plus faim), vous ne ferez pas d'excès.

N'oubliez pas que le pain est un féculent ! Si vous mangez déjà du riz complet, vous n'avez peut-être pas besoin de manger du pain au même repas...

Peut-on manger du fromage le soir ?

La réponse est OUI ! Dans la mesure où vous en consommez raisonnablement : 30 à 40 g par jour dans le cadre d'une alimentation omnivore, 50 à 60 g dans le cadre d'une alimentation végétarienne (soit 2 pointes de camembert ou 1 crottin de chèvre...).
Si vous choisissez de manger du fromage, évitez de manger d'autres aliments gras (charcuterie, viande grasse...) afin de ne pas vous sentir trop lourde après le dîner.

MES REPAS LOW GLUCOSE

Petit déjeuner

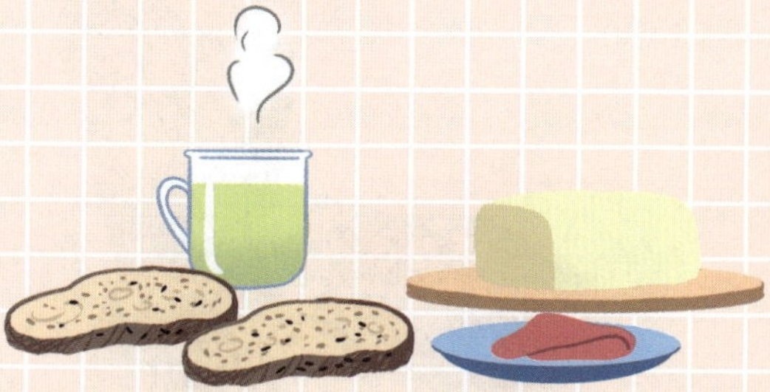

Privilégiez un petit déjeuner salé et protéiné : bacon, jambon blanc, fromage, œufs, houmous...

Goûter

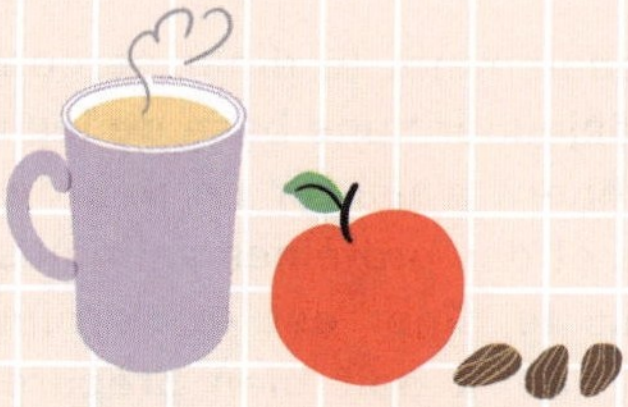

Pour un goûter léger en cas de petit creux : boisson sans sucre + fruit ou laitage nature + amandes ou chocolat noir riche en cacao.

Pour un goûter plus rassasiant en cas de grosse faim : boisson sans sucre + laitage nature + glucides à IG bas : blinis, son d'avoine, pain complet au levain, pancake faits maison IG bas...

Déjeuner

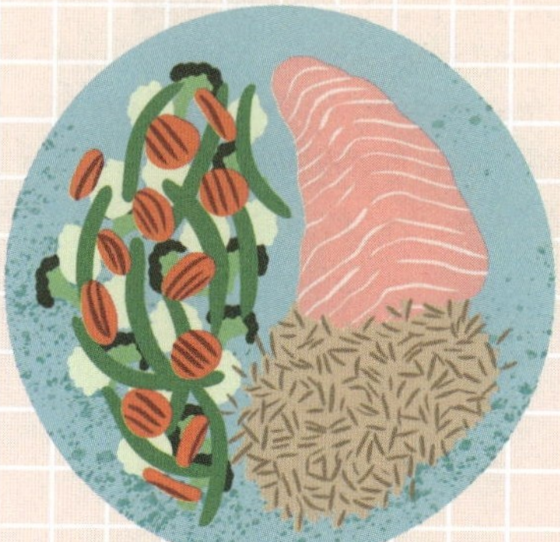

- Commencez le repas par les légumes et les protéines.
- Pensez au jus de citron dans un verre d'eau et/ou à la vinaigrette sur les crudités pour réduire l'impact sur la glycémie.

Dîner

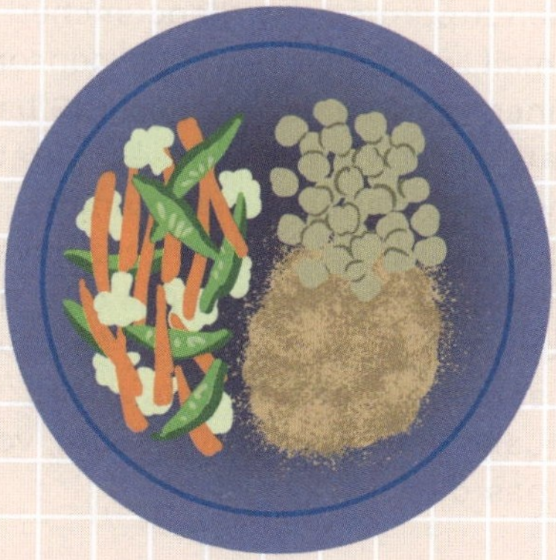

Les dîners végétariens préparent à un bon sommeil.

MES REPAS GLUCOSE CONTROL EN TOUTE CIRCONSTANCE

Maintenant que vous avez compris la base nutritionnelle « glucose control » de vos repas, passons aux particularités : que manger à l'apéro ? Comment gérer vos repas à l'extérieur ? Et vos envies de petites douceurs...

Mon snack en boulangerie

Le scénario : vous n'avez pas prévu de lunch box et vous vous rendez à la boulangerie du coin pour prendre votre repas-déjeuner avant de revenir au bureau.

Vous avez le choix entre : une part de quiche (ou pizza) ou un sandwich baguette...

Choix n° 1 : la part de quiche ou de pizza

Le problème : c'est riche en graisses et pauvre en fibres.

La solution : choisir une part de pizza pas trop chargée en fromage ou mieux une part de quiche aux légumes, et compléter avec une petite salade de crudités. Commencez votre déjeuner par la salade pour en réduire l'impact sur la glycémie.

Choix n° 2 : le sandwich baguette

Le problème : le pain blanc a un IG élevé...

La solution : préférez les sandwichs au pain complet si vous en trouvez et ceux qui sont garnis de crudités + thon ou poulet, plutôt que les sandwichs au saucisson, fromage (plus riches en graisses).

Emportez au bureau une bouteille d'eau citronnée, vous pourrez ainsi réduire l'impact sur votre glycémie de ce repas pris sur le pouce.

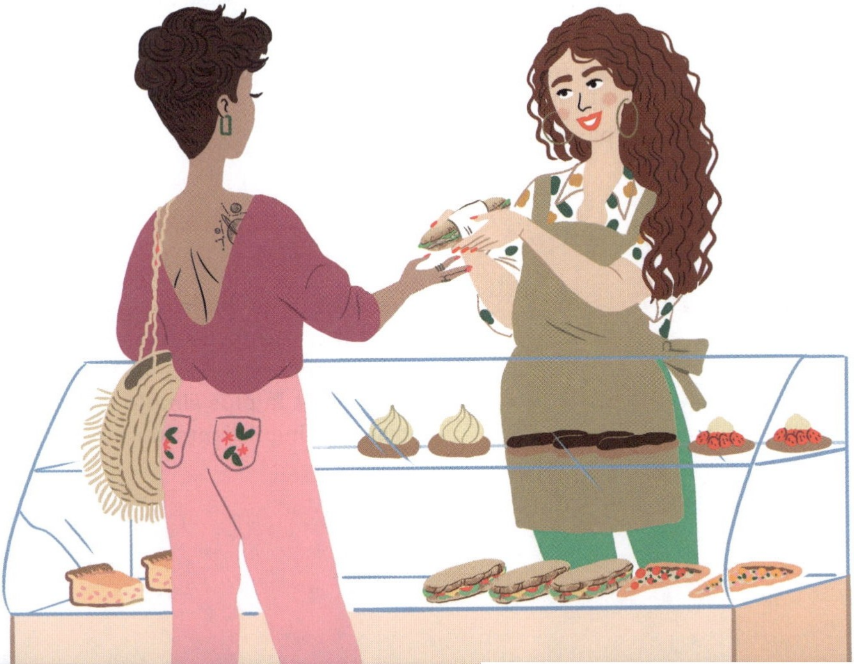

Mon snack sur l'autoroute

Le scénario : vous êtes en voiture et vous vous arrêtez sur une aire d'autoroute pour prendre votre déjeuner. Il n'y a pas de cafétéria ni de restaurant, vous allez devoir vous contenter d'un snack...

Vous avez le choix entre : une salade déprimante (avec beaucoup de salade verte et pas grand-chose d'autre par-dessus) et un sandwich-club au pain de mie (IG élevé) imbibé de mayonnaise (riche en graisses).

Choix n° 1 : la salade

Le problème : la salade ne va pas vous rassasier longtemps et vous aurez des fringales rapidement.

La solution : avoir avec vous des aliments qui permettent de compléter ce repas-salade (fruit frais, Wasa fibres©, amandes...) et/ou prévoir une collation saine dans l'après-midi.

Choix n° 2 : le sandwich-club

Le problème : c'est riche en graisses, l'IG est élevé et ça manque de légumes !

La solution : prendre en complément une eau citronnée pour réduire l'impact sur la glycémie (vous pouvez avoir avec vous une petite bouteille d'eau avec du jus de citron) et consommer des légumes en priorité au repas du soir. L'équilibre se construit sur la journée, pas uniquement sur un seul repas !

On ne peut pas toujours manger *healthy*, il faut savoir parfois lâcher du lest et s'autoriser un snack qui n'est pas parfait.

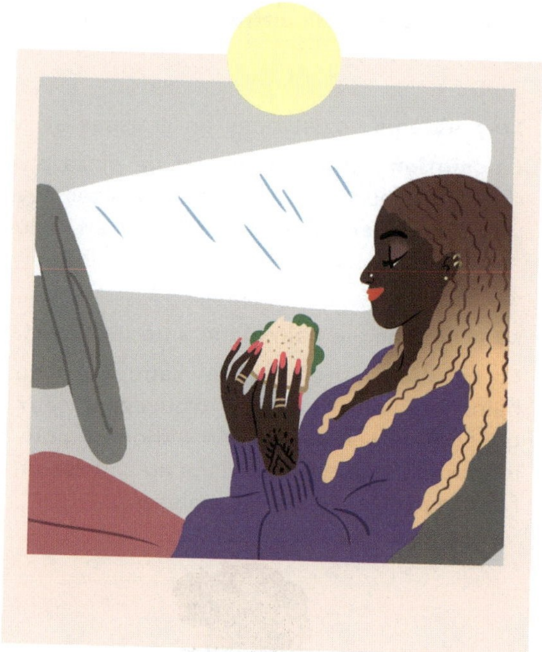

Pensez à boire un verre d'eau citronnée pour réduire l'impact du sandwich sur votre glycémie !

Mon repas-sandwich à la maison

Vous êtes à la maison, vous n'avez pas vraiment le temps de cuisiner et avez envie de vous préparer un repas-sandwich. Cette situation est la plus simple car vous pouvez choisir les ingrédients de votre sandwich !

3 indispensables pour un sandwich équilibré

1 Un pain IG bas

2 grandes tranches de pain intégral au levain par exemple. Si vous n'avez pas de pain intégral, prenez au moins un pain de campagne, et toujours au levain (le levain permet d'abaisser l'IG du pain grâce à son acidité naturelle).

2 Une garniture riche en fibres et protéines

Thon au naturel, œuf dur coupé en rondelles, jambon blanc, carottes râpées, tomate en rondelles, salade verte, graines germées...

3 Une sauce peu grasse

À base de yaourt ou fromage blanc, tzatziki...

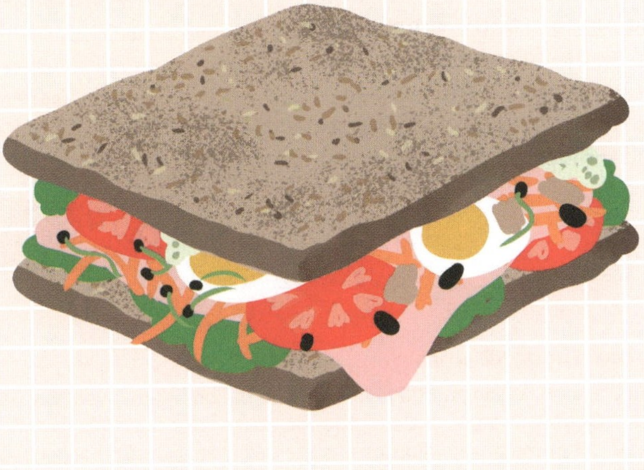

Vive le brunch !

Le brunch, c'est ce repas à mi-chemin entre le petit déjeuner et le déjeuner qu'on s'accorde souvent le dimanche, après une bonne grasse matinée !

Le problème : c'est un mélange d'aliments sucrés et salés (viennoiseries, pancakes, œufs coque avec mouillettes, toasts, jus de fruits frais…) et vous avez tendance à manger beaucoup (trop) d'aliments riches en glucides de toutes sortes !

Notre tips : composez votre brunch sur la base d'un petit déjeuner salé et protéiné !

- Une boisson chaude ou froide sans sucre pour bien hydrater votre organisme.
- Un aliment protéiné salé : œufs brouillés, jambon blanc, truite fumée…
- Une base de céréales IG bas : pain complet au levain et/ou des flocons de céréales brutes (avoine, épeautre, sarrasin, quinoa…).
- Des bonnes graisses : purée d'amandes ou de cacahouètes sans sucre, lamelles d'avocat, noisettes ou noix du Brésil, beurre frais…
- Le top serait d'ajouter quelques crudités : tomates cerises, salade de mesclun, champignons émincés dans l'omelette…
- Ajoutez ensuite un ou deux éléments « sucrés » pour vous faire plaisir : un ramequin de salade de fruits frais, 2 pancakes à IG bas avec un peu de pâte à tartiner chocolat-noisettes faite maison (voir recette p. 39)…

STRUCTUREZ VOTRE REPAS : commencez toujours par l'aliment protéiné salé (l'omelette par exemple) pour réduire l'impact sur la glycémie des aliments glucidiques. Si vous avez envie de viennoiserie, mangez-la en dernier !

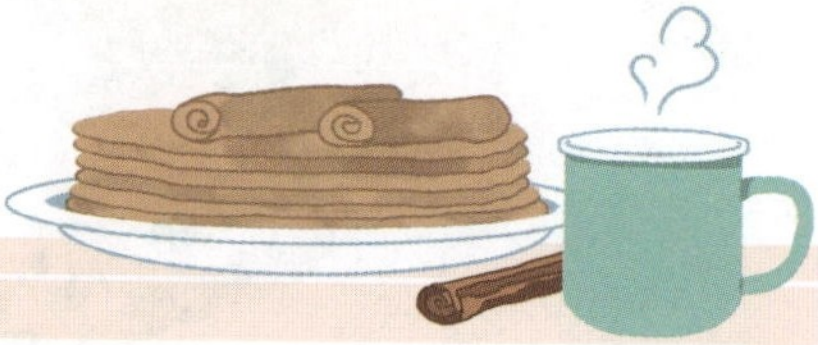

Pancakes IG bas (pour 12 unités)

Mixez 25 g de son d'avoine. Mélangez 100 g de farine de blé complète avec 25 g de poudre d'amandes et le son d'avoine. Ajoutez 2 œufs entiers, 20 g de sucre de coco, ½ c. à café de bicarbonate de sodium, 1 pincée de sel et mélangez. Ajoutez ensuite 250 g de yaourt au soja nature progressivement en mélangeant bien pour éviter la formation des grumeaux. Laissez la pâte reposer au réfrigérateur pendant 1 heure. Prenez une poêle antiadhésive, graissez-la avec un pinceau et ajoutez un peu de préparation quand la poêle est chaude. Laissez prendre jusqu'à ce que des petites bulles apparaissent. Retournez alors le pancake et poursuivez la cuisson jusqu'à ce que ce soit doré. Renouvelez l'opération pour les autres pancakes jusqu'à épuisement de la pâte.

En mode apéro...

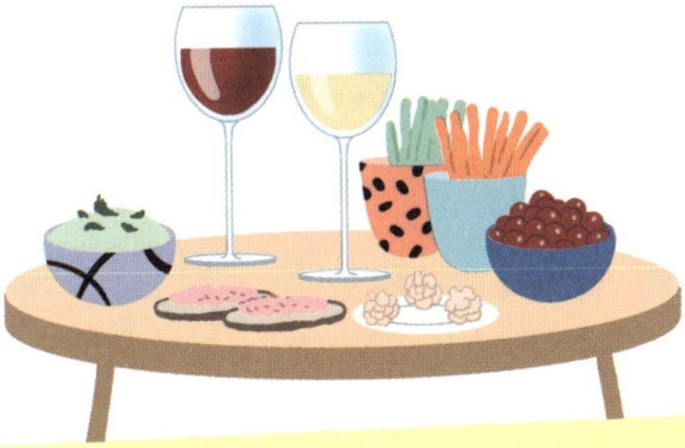

Quoi de plus convivial qu'un apéritif entre amis ! Oui mais l'apéro, c'est synonyme d'alcool et surtout de mignardises salées et grasses à grignoter (petits feuilletés, chips, toasts...). Comment conserver ce moment convivial sans ruiner tous vos efforts de la journée pour manger *healthy* ?

Que boire ?

Pour trinquer, privilégiez les alcools non sucrés : un verre de vin rouge, un verre de rosé ou un verre de vin blanc sec (ou champagne brut nature : il ne contient pas de sucre ajouté).

Attention : la bière est sucrée et son IG est élevé ! Les cocktails sont à la fois sucrés et alcoolisés, ils sont à éviter dans la mesure du possible. Méfiez-vous aussi des vins cuits : Porto, Martini... qui sont très sucrés !

QUE PENSER DES BOISSONS APÉRITIVES SANS ALCOOL ?

Bière sans alcool, apéritif anisé sans alcool, cocktail sans alcool... Ces boissons alternatives sont attrayantes mais leur teneur en sucres de toutes sortes (sucre ordinaire, faux-sucres...) est élevée... Ce n'est pas un bon plan !

Si vous avez envie d'une boisson sans alcool, pensez au jus de tomates, au kéfir de fruits ou à la kombucha (boissons fermentées riches en probiotiques, vous en trouverez en magasin bio). Vous pouvez aussi opter pour une eau pétillante aromatisée avec un filet de jus de citron, ou pour une eau détox (eau parfumée avec des morceaux de fruits frais (fraises, framboises, pêche, orange...) et avec des plantes aromatiques (menthe, basilic...).

Que grignoter ?

- Prévoyez une base de crudités pour éviter de consommer trop de produits riches en glucides et gras : tomates cerises, bâtonnets de carottes et de concombre, petits champignons de Paris, petits bouquets de chou-fleur cru... à accompagner de houmous, de tzatziki ou d'une sauce à base de fromage blanc et de fines herbes.

- Vous pouvez aussi préparer des petits toasts avec du pain complet au levain ou avec des tranches de Wasa© fibres : garnissez-les avec des rillettes de la mer, du fromage frais et des lamelles de truite fumée, du houmous et des rondelles de cornichon, des tartinades de légumes (artichaut, asperges, tomates, etc.)...

Houmous (pour 1 bol)

Prenez un bocal de pois chiches (265 g égoutté). Enlevez les peaux de pois chiches en les pressant entre le pouce et l'index (facultatif mais conseillé pour obtenir un houmous plus onctueux). Pelez et hachez 1 gousse d'ail. Versez les pois chiches dans le bol d'un mixeur. Ajoutez l'ail haché, 1 c. à soupe de purée de sésame (tahin), 1 c. à café rase de cumin, 1 c. à café de paprika, 3 c. à soupe de jus de citron, 3 c. à soupe d'huile d'olive et quelques cuillerées à soupe d'eau. Mixez finement. Ajustez la quantité d'eau et versez dans un bol.

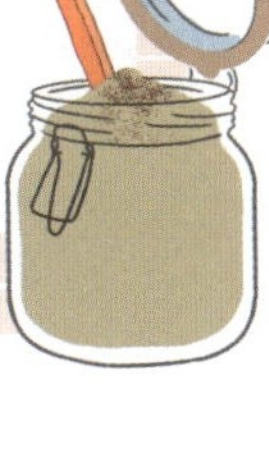

NOTRE TIPS

N'arrivez jamais avec la faim au ventre à un apéritif !
L'apéritif traine toujours en longueur, si vous avez faim, vous risquez de vous jeter sur toutes les mignardises salées qui sont proposées ! Prenez si besoin une petite collation dans l'après-midi, il vous sera plus facile de gérer ce moment ensuite.

Si vous êtes invitée, proposez d'emmener quelque chose (pain au blé complet ou au petit épeautre + tartinade de houmous...) pour éviter de vous retrouver devant un apéro uniquement à base de chips et de cacahouètes !

Quand est-ce que je mange les fruits ?

On entend tout et son contraire concernant les fruits : d'un côté c'est mieux de les consommer en fin de repas pour réduire leur impact sur la glycémie, mais de l'autre, les fruits se digèrent mieux s'ils sont consommés entre les repas... Quelle est donc la meilleure façon de procéder ?

Les fruits sont composés d'eau, de fibres et de sucre (saccharose, fructose et glucose) et ils contiennent bien sûr des vitamines, minéraux et oligo-éléments. Le fait qu'ils ne contiennent pas de protéines ni de graisses en fait des aliments rapides à digérer. Quand nous les mangeons en collation, ils se digèrent en 1 heure maximum, ce qui est très court par rapport à d'autres aliments qui se digèrent en 3 ou 4 heures.

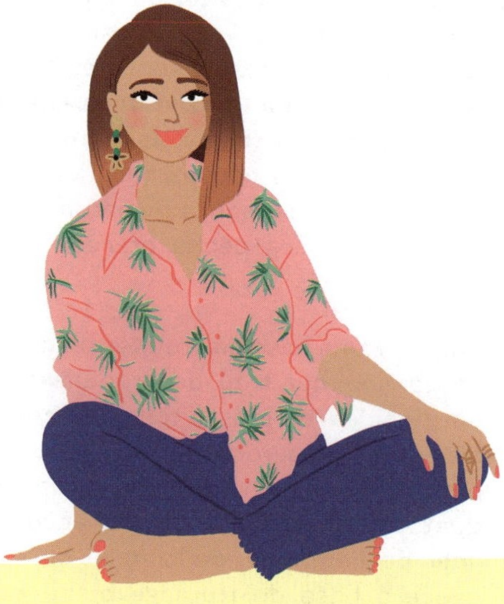

Qu'est-ce qui se passe quand on mange des fruits en fin de repas ?

Ils se retrouvent « bloqués » dans l'estomac car celui-ci est déjà plein de nourriture. Les fruits attendent donc leur tour alors qu'ils pourraient être déjà digérés...
Mais cette situation n'est finalement un problème que chez les personnes qui ont une digestion particulièrement longue, ce qui peut être le cas quand l'estomac est un peu lent, ou qu'il manque d'acidité (reflux gastriques fréquents, sensation de lourdeur d'estomac, de ballonnement...).

Si vous avez un estomac qui ne produit pas assez d'acide chlorhydrique, prendre 1 c. à soupe de vinaigre de cidre (dilué dans un verre d'eau) avant chaque repas peut être un bon remède !

NOTRE TIPS

Observez-vous !
Que se passe-t-il après avoir ingéré des fruits en fin de repas ? Sentez-vous que votre digestion est laborieuse ? Ou pas spécialement ? C'est à vous de définir si vous vous sentez mieux en mangeant les fruits en dehors des repas… ou pas.

Si vous préférez manger les fruits en dehors des repas (en collation), c'est tout à fait possible ! Les fruits ont majoritairement un IG bas et si vous consommez une portion raisonnable, cela n'aura pas d'impact significatif sur la glycémie. Vous pouvez consommer 2 à 3 portions de fruits par jour.

1 PORTION DE FRUITS « RAISONNABLE » CORRESPOND À…

- 1 petite pomme, 1 poire, 1 orange, 1 belle nectarine, 1 banane moyenne
- 2 gros abricots, 2 kiwis, 2 clémentines, 2 figues (fraîches ou sèches)
- 3 pruneaux, 3 abricots secs, 3 prunes, 3 dattes
- 1 ramequin de fraises, cerises, framboises…
- ¼ d'ananas ou de melon
- ½ mangue ou ½ pamplemousse
- 1 tranche de pastèque
- 1 compote de fruits sans sucre ajouté

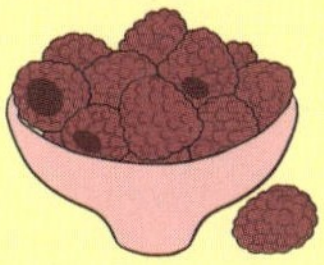

Et si j'ai envie de bonbons et autres gourmandises ?

Le scénario : vous avez envie de manger des caramels, des bonbons, du chocolat ou une pâtisserie…
Le problème : Les confiseries et pâtisseries du commerce sont bien sucrées et leur impact sur la glycémie est élevé.

Il existe différentes solutions, toutes acceptables !

Solution n° 1

Faites-vous plaisir en fin de repas : consommé en fin de repas (après un repas structuré qui comprend des protéines, des fibres, des graisses…), le produit sucré a un impact beaucoup plus faible que lorsque vous le mangez en dehors des repas.
La quantité a aussi son importance : si vous mangez 2 carrés de chocolat au lait, l'impact sera insignifiant, si vous mangez une grosse pâtisserie bien sucrée, l'impact sera plus élevé !

Autorisez-vous à manger une petite douceur de temps en temps, ça ne va pas vous faire de mal ! Accordez-vous ces petits plaisirs régulièrement…

Solution n° 2

Pensez à boire un verre d'eau citronnée pour réduire l'impact sur la glycémie si vous avez envie de petites douceurs à l'heure du goûter (donc en dehors d'un repas).

Limitez aussi les quantités : pensez à savourer, sans culpabiliser ! Quand on apprécie vraiment ce qu'on mange, on a tendance à mieux en maitriser les quantités.

Prévoyez une séance d'activité physique juste après votre collation douceurs, si vraiment vous voulez réduire l'impact sur votre glycémie (peut-être êtes-vous très sensible...) : vos muscles vont utiliser le sucre que vous venez de consommer.

Qu'est-ce que je bois ?

La seule boisson dont notre corps a besoin, c'est de l'eau ! L'idéal est de boire de l'eau peu minéralisée au quotidien (plate ou pétillante). Évitez les eaux très minéralisées (riches en sodium, bicarbonates...), qui sursollicitent les reins, sauf quand vous pratiquez une activité physique ou si votre médecin vous a conseillé d'en boire spécifiquement.

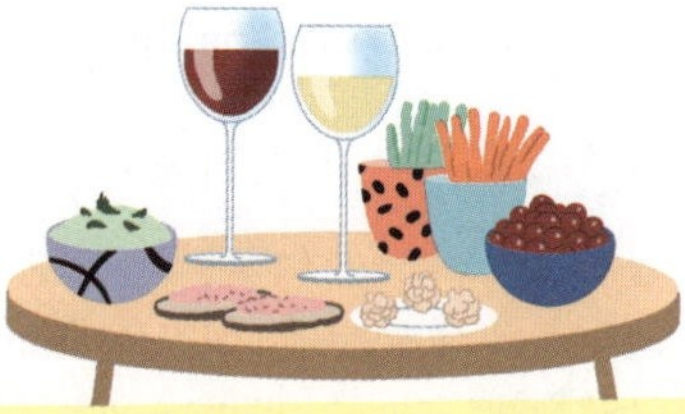

Évitez surtout les boissons très sucrées : sodas, colas, sirops, jus de fruits sucrés...

Vous n'aimez pas l'eau ?

Testez l'eau citronnée, ou encore l'eau aromatisée avec des morceaux de fruits et des plantes aromatiques : faites infuser pendant 24 h des fruits coupés en morceaux (abricots, mûres, kiwi...) et des plantes aromatiques (menthe, basilic, coriandre...) ou des épices (cannelle, vanille) puis filtrez, vous obtiendrez une délicieuse boisson au goût fruité.

Pensez aux boissons chaudes sans sucre : café noir sans abus, thé noir, vert, blanc, rouge (thé rooibos), infusions de plantes variées. Vous pouvez vous préparer une thermos à boire tout au long de la journée.

QUE PENSER DES PASTILLES POUR AROMATISER L'EAU ?

Vous ne pouvez pas être passée à côté des pastilles pour aromatiser l'eau : à base d'extrait naturels de fruits et de plantes, ces pastilles permettent de boire plus agréablement, surtout quand on n'aime pas l'eau nature ! Cependant, elles contiennent des édulcorants qui peuvent entretenir le goût pour le sucre. Si vous en prenez, diluez-les bien et variez avec d'autres boissons non sucrées (infusions de plantes, eaux aromatisées faites maison...).

Et les jus de fruits ? Ce ne sont pas vos amis !

Débarrassés de leurs fibres, les fruits consommés sous forme liquide ne rassasient pas et leurs sucres arrivent dans le sang trop rapidement : réservez-les pour l'activité physique (dans l'idéal : $1/3$ de jus de fruits pour $2/3$ d'eau) et pour les sorties entre amis !

Comment je gère les repas à l'extérieur ?

À la maison, c'est assez facile de gérer vos repas, mais à l'extérieur, c'est tout autre chose !

Un resto le week-end

Vous pouvez tout simplement envisager ce repas comme un « cheat-meal » (un repas plaisir) sans aucune culpabilité ! Dans le cadre d'une alimentation saine, on ne peut pas être à 100 % du temps dans le contrôle... Le plus sage est de conserver 20 % de fantaisie pour laisser de la place aux imprévus et à vos envies ! Si vous mangez au restaurant 1 fois par semaine, c'est une très bonne option.

Plusieurs restos durant la semaine

Si vous mangez au resto 2 à 3 fois par semaine, il faut trouver une autre stratégie. Voici quelques conseils pour gérer au mieux ces repas à l'extérieur...

- Évitez les boissons alcoolisées et sucrées.
- Ne laissez pas la panière à portée de main.
- Évitez la formule entrée + plat + dessert (trop copieux).
- Choisissez des plats avec un féculent à IG bas si possible (légumes, riz basmati, patates douces, spaghetti...) et demandez un plat composé à moitié de féculent et à moitié de légumes.
- Commandez un verre d'eau et un demi citron pour réduire l'impact sur la glycémie.
- Prenez un dessert uniquement si vous avez encore faim et partagez-le avec un autre convive pour en limiter la quantité.

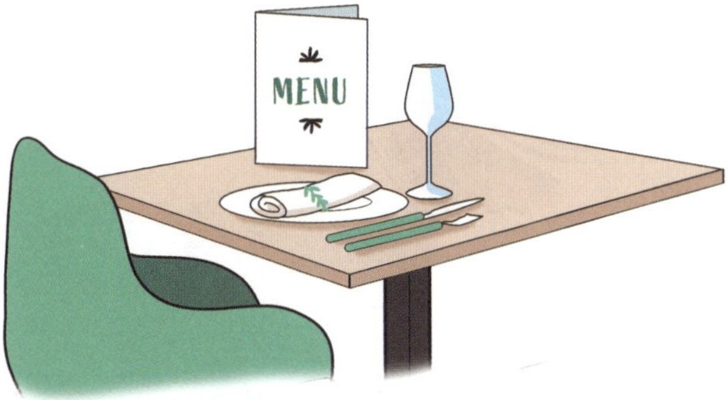

CHAPITRE 4

Mon diet glucose control en 3 étapes

Après la théorie, c'est le moment de passer à la pratique ! On vous accompagne à chaque étape d'un programme anti-glucose très facile à suivre, qui vous permet de composer vos repas du petit déjeuner au dîner et retrouver un bon équilibre glycémique... Pour que votre nouvelle vie *low glucose* soit la plus épanouissante, savoureuse et agréable possible !

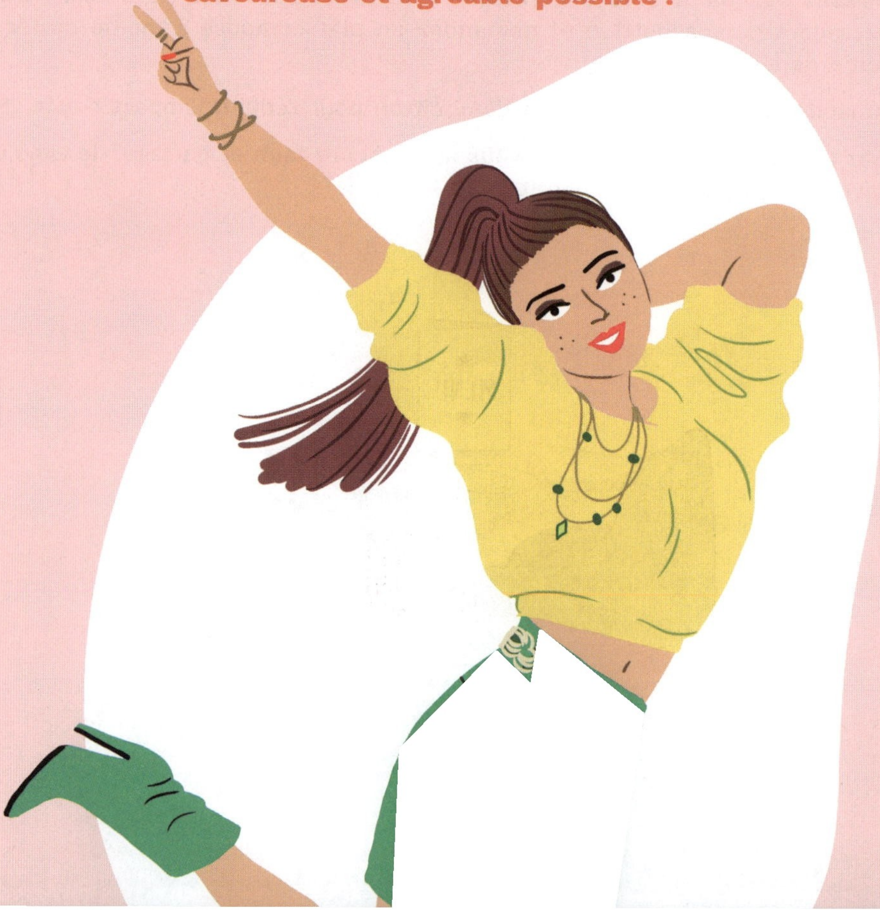

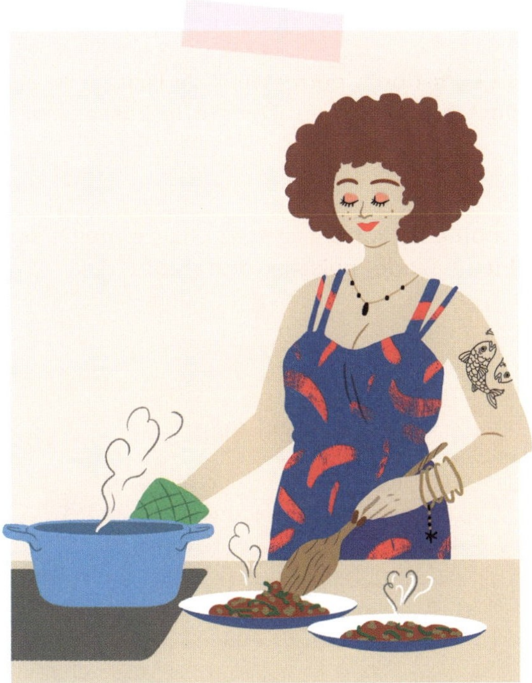

ÉTAPE 1 : JE RESTRUCTURE MES REPAS

La première étape consiste à mieux structurer vos repas : comme certains aliments permettent de réduire l'impact global du repas sur la glycémie, vous allez tout simplement revoir vos menus en insérant ces aliments au bon moment pour mieux les digérer, maintenir votre vitalité tout le reste de la journée et rester plus concentrée dans vos activités quotidiennes !

Je compose mes menus glucose control de la semaine

Petit rappel : les aliments riches en fibres (légumes notamment) et en protéines (viandes, poissons, œufs, tofu...) réduisent l'impact du repas sur la glycémie quand ils sont consommés en premier au cours du repas. Concrètement, vous n'allez pas commencer votre repas par un morceau de pain ou par une assiette de riz cantonais, mais plutôt par une portion de carottes râpées ou par votre part de poulet rôti.

Je recompose mes déjeuners et dîners

L'idée, cette première semaine, est de réfléchir à vos menus quotidiens (déjeuners et dîners).
Votre mission sera de commencer systématiquement par des légumes (crudités ou légumes cuits) **et de penser également aux protéines** que vous allez intégrer à vos menus. **Les féculents et le pain** doivent être consommés en 2e partie de repas.

Et le petit déjeuner ?

Pour réduire l'impact de votre petit déjeuner sur la glycémie, **commencez par supprimer le sucre ajouté** (sucre dans le café ou le thé, confiture, miel...).
Si vous ne pouvez pas vous passer de la saveur sucrée, utilisez un sucre IG bas (sucre de coco, stévia...) ou du miel d'acacia (IG bas).

FUYEZ LES PRODUITS SUCRÉS AU PETIT DÉJEUNER : le matin, nous sommes plus sensibles au sucre (la glycémie grimpe davantage) et quand on en consomme dès le matin, on a tendance à en avoir envie au cours de la journée !

Je mets les légumes à l'honneur

Les légumes sont les amis de votre glycémie ! Leurs fibres permettent de réduire le pic glycémique qui a lieu juste après le repas (« post prandial ») en freinant le passage des sucres dans le sang.

La place des légumes dans l'assiette

Idéalement, les légumes doivent représenter la moitié de votre assiette ! L'autre moitié est représentée par les féculents et par les protéines (viande, poisson, œufs, tofu...).

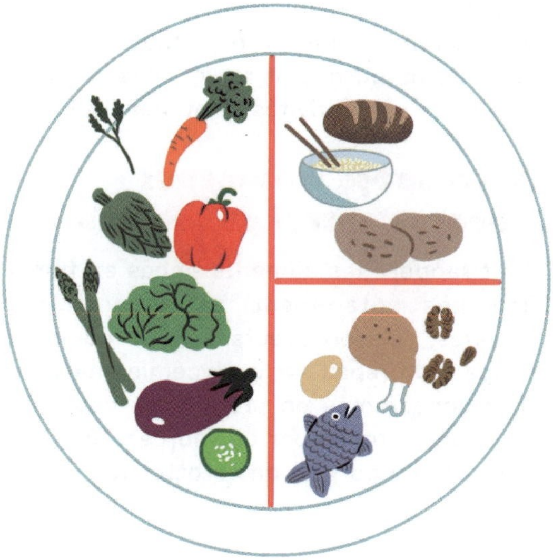

QUE SONT LES PRÉBIOTIQUES ?

Les prébiotiques sont des fibres qui vont nourrir les probiotiques (bactéries présentes dans votre flore intestinale). Ils sont en quelque sorte la nourriture de votre microbiote. Bien nourri, votre microbiote fonctionne mieux : système immunitaire renforcé, digestion améliorée, meilleure humeur...

Des fibres insolubles qui protègent le microbiote...

Les légumes contiennent des fibres insolubles (cellulose, lignine, hémi-cellulose) aux effets prébiotiques qui ont une action sur le transit intestinal et sur la santé de votre microbiote (flore intestinale) : grâce à elles, votre transit est harmonieux, votre ventre heureux et plus plat car vous soufrez moins de ballonnements. Bien sûr, il faut tenir compte des sensibilités individuelles (intestin plus ou moins sensible) et intégrer progressivement les fibres dans l'alimentation pour habituer l'intestin.

> **Les légumes les plus riches en fibres insolubles** : les choux, les artichauts, les épinards.

Des fibres solubles rassasiantes

Les légumes contiennent aussi des fibres solubles (pectines et certaines hémicelluloses) qui gonflent au contact d'un liquide en formant un gel, ce qui donne un effet coupe-faim (cela crée du volume dans l'estomac et réduit la faim) et un effet modérateur de la glycémie : le gel créé ralentit le passage des sucres dans le sang et la glycémie reste ensuite plus stable.

> **Les légumes les plus riches en fibres solubles :** les carottes, l'avocat, la courgette.

Les légumes et/ou protéines à consommer en début de repas…

- Crudités de saison + vinaigrette
- Légumes cuits consommés froids : asperges, artichaut, haricots verts…
- Gaspacho de tomates, concombre…
- Soupe de légumes sans pomme de terre
- Tomate garnie de thon + sauce au fromage blanc et menthe
- Crevettes + avocat
- Sardines au citron + mâche
- Légumes lactofermentés (kimchi…)
- Graines germées (alfalfa, graines de quinoa ou de lentilles germées…)
- Caponata chaude ou froide (voir recette p. 84)
- Carpaccio de bœuf, de saumon, de Saint-Jacques…
- Tzatziki ou guacamole avec bâtonnets de légumes
- Œufs durs mimosa

Que penser des légumes « sucrés » ?

Certains légumes sont assez riches en glucides : les petits pois (6 à 10 %), les carottes (7 à 8 %) et la betterave (8 à 9 %) par exemple, mais ils restent des légumes (avec des fibres, des vitamines, des minéraux et des composés antioxydants) : ne vous en privez pas !

> **Pensez simplement à varier les légumes et à choisir ceux de saison** (plus riches en vitamines et moins onéreux).

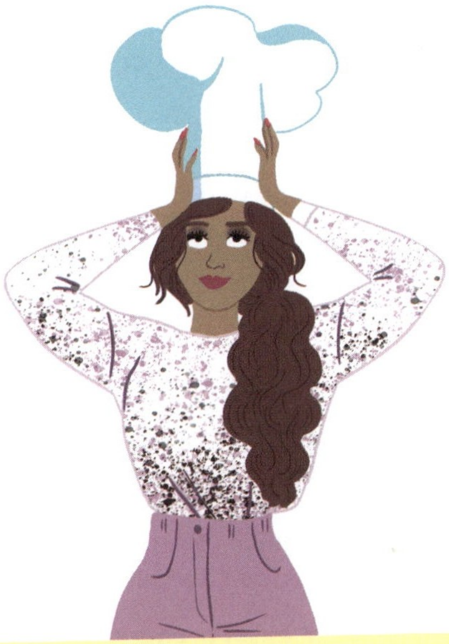

Que penser des légumes à IG élevé ?

Certains légumes ont un IG élevé (> 70) : le potiron, la courge, le céleri cuit, les navets en font partie. D'autres légumes comme la carotte ont un IG plus élevé quand ils sont cuits. Mais ils restent des légumes, et comme leur teneur en glucides est faible à modérée, leur charge glycémique (impact sur la glycémie) reste correcte.

> Vous pouvez en consommer, dans le cadre d'un repas structuré et équilibré.

ATTENTION AUX FÉCULENTS :
les pommes de terre, topinambours, panais et patates douces font partie de la famille des féculents car ils sont plus riches en glucides (15 à 20 % de glucides).

Je cuisine les légumes au quotidien !

Faites une liste des légumes que vous aimez et notez également la façon dont vous aimez les cuisiner. Par exemple, vous adorez les courgettes en été et vous aimez les préparer en tagliatelles et en ratatouille. Vous adorez les épinards, surtout quand vous les préparez avec du curry et du lait de coco...

MA LISTE DE LÉGUMES PRÉFÉRÉS :	LES MODES DE PRÉPARATIONS :
Épinards	Crème coco + curry
Courgettes	Dans une ratatouille

Comment bien choisir les légumes ?

- **Privilégiez les légumes frais de saison** : vous profiterez ainsi de tous leurs bienfaits nutritionnels (plus haute teneur en vitamines) au meilleur prix. Privilégiez si possible les circuits courts (marchés de producteurs, AMAPS...) et choisissez de préférence les légumes issus de l'agriculture biologique ou raisonnée (moins de produits chimiques).
- **Vous pouvez aussi prendre des légumes surgelés nature** (non cuisinés) quand ce n'est pas la saison : haricots verts, chou-fleur, brocoli, épinards en branches...
- **Limitez votre consommation de conserves, surtout en fer.** Prenez de préférence des bocaux de verre et vérifiez l'absence de sucre ajouté dans la liste des ingrédients (dans un bocal de pois chiches au naturel par exemple).

Ma liste de course

Légumes

....

....

....

....

Fruits

....

....

....

....

Protéines animales

- Œufs, viandes blanches et rouges, poissons
- Produits laitiers (crème, fromages, yaourts...)

....

....

....

....

Protéines végétales

Légumineuses (pois chiche, pois cassé, lentilles, tempeh, seitan, tofu...

....

....

....

....

Céréales et féculents

(pâtes ou couscous de blé, épeautre, sarrasin, millet, quinoa, riz basmati, patates douces vapeur, pommes de terre...)

....

....

....

....

Pain et crackers

....

....

....

....

Graisses

(margarine, beurre, huiles végétales)

....

....

....

....

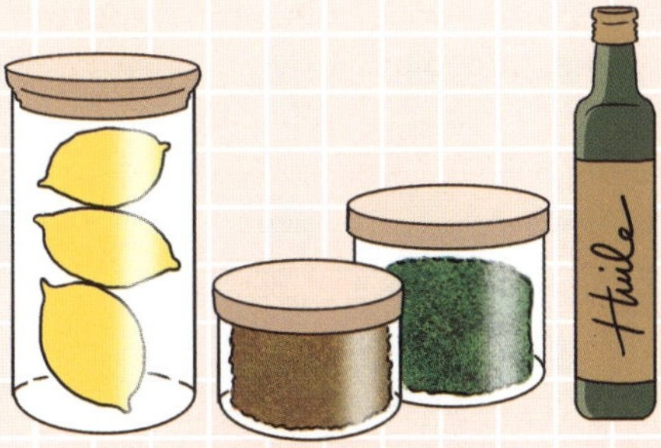

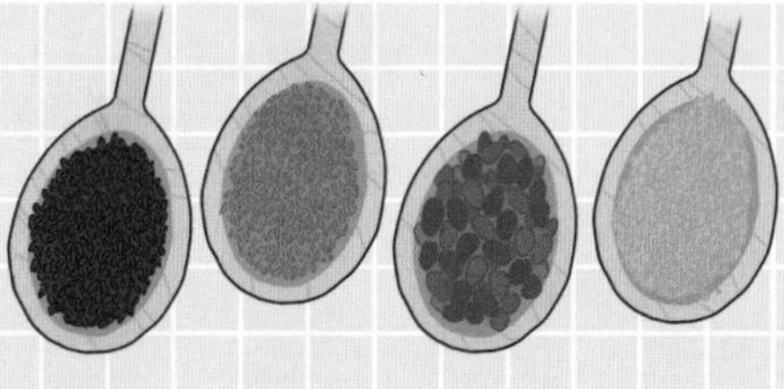

Assaisonnement

(sel, poivre, vinaigre, moutarde, sauce soja, citron...)

....

....

....

....

Gaines et oléagineux

(amandes, noisettes, graine de chia, de courge...)

....

....

....

....

Sucres

(miel, sucre de canne, stévia...)

....

....

....

....

Desserts sucrés tout préparés

(compotes, cake, biscuits, yaourts sucrés, chocolat...)

....

....

....

....

Boissons

(café, thé, kombucha)

....

....

....

....

Eau

....

....

....

....

Aromates

....

....

....

....

Épices

....

....

....

....

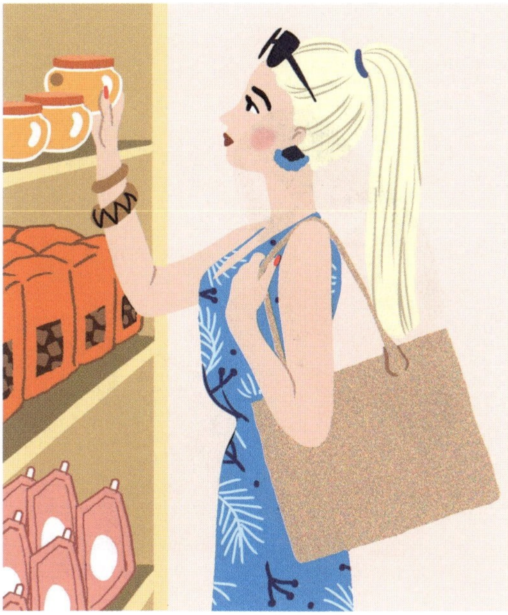

Comment optimiser mes courses ?

Votre programme glucose control commence au supermarché : si vous remplissez votre chariot de biscuits et de desserts sucrés, ce seront autant de tentations auxquelles il sera difficile (voire impossible) de résister une fois rangées dans vos placards et frigo.

À vos listes !

Dans l'idéal, établissez une liste de courses à partir des menus proposés dans les chapitres suivants et tenez-vous-y. Vous aurez ainsi tout ce qu'il faut pour vous préparer des repas structurés et équilibrés. Terminé, les tentations inutiles !

Voir ma liste de course p. 61.

Le bon moment pour les courses

Évitez de faire vos courses quand vous avez faim : si votre estomac commence à tirailler à peine les pieds mis dans la galerie marchande, vous aurez tendance à remplir votre panier de produits gras et/ou sucrés ! Le meilleur moment : juste après un repas.

Attention aux pièges des industriels !

La grande distribution utilise toutes sortes de stratégies pour vous faire acheter toujours plus... mais pensez-vous que la promotion « 2 produits achetés, le 3e gratuit » soit vraiment intéressante pour des paquets de chips ? Attention également aux tentations disposées tout prêt des caisses : si les petites douceurs chocolatées vous font de l'œil, préférez les caisses libre-service, c'est plus sage !

> Vous avez tendance à acheter des produits dont vous n'avez pas besoin ? Pensez au drive !

Les bons stocks pour des repas « vite fait, bien fait » !

Il est très utile d'avoir en permanence un petit stock de produits et aliments compatibles avec votre programme glucose control, surtout quand vous n'avez pas le temps de cuisiner...

1. **Des légumes surgelés nature** : haricots verts, brocoli, épinards... Choisissez les versions précuites, vous gagnerez un temps précieux ! Pensez aussi aux purées de légumes nature surgelés (brocoli, haricots verts, carottes, épinards...).
2. **Des crudités déjà lavées et coupées, en sachet** : salade verte, carottes râpées, chou rouge... Choisissez les versions non assaisonnées.

3. **Des légumes secs (pois chiches, lentilles, haricots blancs et rouges...)** en bocaux de verre, sans sucre ajouté : pour une base de salade composée (veggie ou pas).
4. **Des céréales déjà cuites en sachet (rayon bio)** : quinoa, riz, sarrasin (souvent mélangé avec des légumes secs) : parfait pour une base de repas, avec des légumes cuits !
5. **Du pain (ou dérivé)** : pain au levain tranché dans votre congélateur, tartines craquantes type Wasa® dans votre placard...
6. **Du son d'avoine :** il permet d'abaisser l'IG dans de nombreuses préparations : cakes, crêpes et pancakes, tartes, porridges...
7. **Du citron et du vinaigre de cidre bio non pasteurisé** pour abaisser l'impact d'un plat sur la glycémie d'environ 25 % et pour mieux digérer.

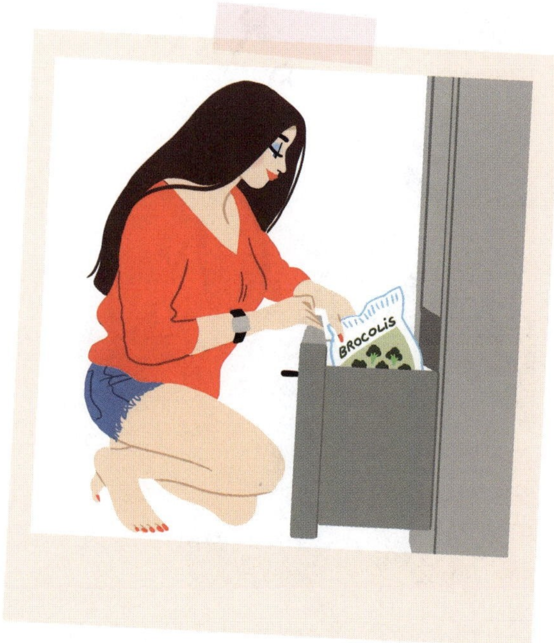

Mes menus sur 1 semaine

Voici 7 jours de menus (déjeuners et dîners) respectant les objectifs de cette première étape (bien structurer vos menus), agrémentés de recettes simples et riches en goût ! N'oubliez pas de faire votre liste de courses !

Mon mémo d'équivalences

Si je n'aime pas...	Je peux remplacer par...
Un légume	Un autre légume (cru ou cuit)
Une viande ou un poisson	Une autre viande/poisson ou 2 œufs
Une céréale	Une autre céréale, des légumes secs
Un fruit	Un autre fruit ou une compote sans sucre
Un laitage	Un autre laitage

La version végétarienne

Vous mangez en mode végétarien ? Remplacez la viande ou le poisson des menus qui suivent par :

- 1 ou 2 œufs (durs, coque, omelette, brouillés...)
- 50 à 100 g de tofu blanc, fumé, rosso, aromatisé au basilic...

- 100 g de seitan
- 100 g de tempeh
- 100 g cuit de légumineuses (lentilles, pois chiches, haricots rouges…) + 15 g d'oléagineux (noix, amandes concassées, noix de cajou…)
- 50 g de fromage (dans l'idéal : 1 fois par jour pour éviter les excès de fromage).

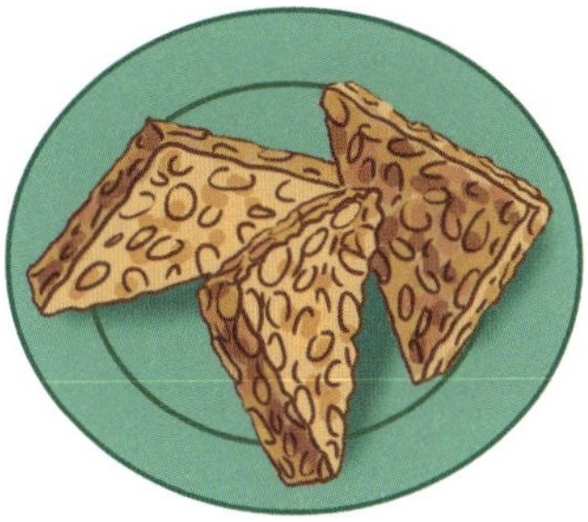

Qu'est-ce que je mange le matin ?

Si vous avez besoin de manger le matin (ce n'est pas une obligation, écoutez bien vos besoins !), choisissez un petit déjeuner parmi ceux qui sont proposés p. 38-39.

Et si j'ai envie d'un goûter ?

En cas de petit creux dans l'après-midi, pensez d'abord à vous hydrater (eau plate, eau pétillante, thé ou infusion sans sucre ajouté : ça peut déjà calmer les petits creux), puis prenez un vrai goûter : un fruit frais et quelques amandes, ou un laitage nature avec une compote sans sucre…

Cette semaine, le plus important est d'éviter les aliments ultra-transformés et sucrés (snacks sucrés, biscuits industriels riches en sucres, confiseries diverses…).

Vous pouvez aussi préparer à l'avance un clafoutis pomme-rhubarbe (voir recette p. 44) que vous couperez en petites portions et conserverez au congélateur. Vous pourrez décongelez une portion de clafoutis pour vos goûters, ce sera bien mieux qu'une barre chocolatée ou qu'un paquet de chips !

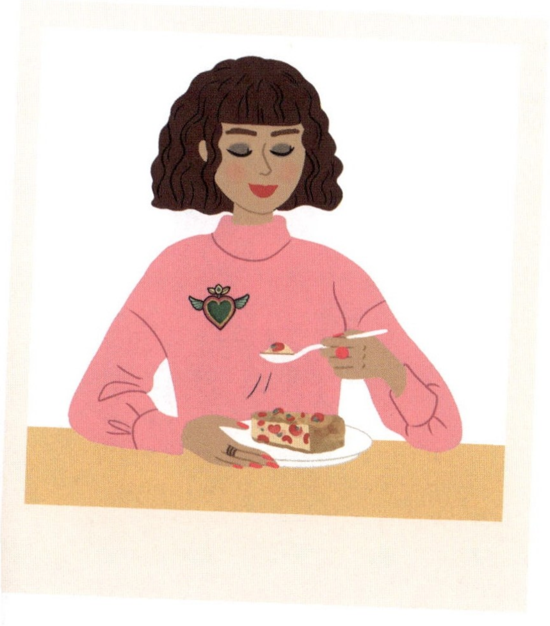

VOUS AVEZ DES ENVIES PERSISTANTES DE GRIGNOTER ?

Vous pouvez tester l'huile essentielle de cannelle de Ceylan (*Cinnamomum verum*) ou de géranium rosat *(Pelargonium graveolens)* pour réguler ces moments de compulsion alimentaire : prenez 1 goutte sur un comprimé neutre, à avaler (maximum 3 fois par jour).

N'oubliez pas les proportions : 50 % de légumes pour 25 % de céréales, bref mettez davantage de courgettes que de tagliatelles dans votre assiette !

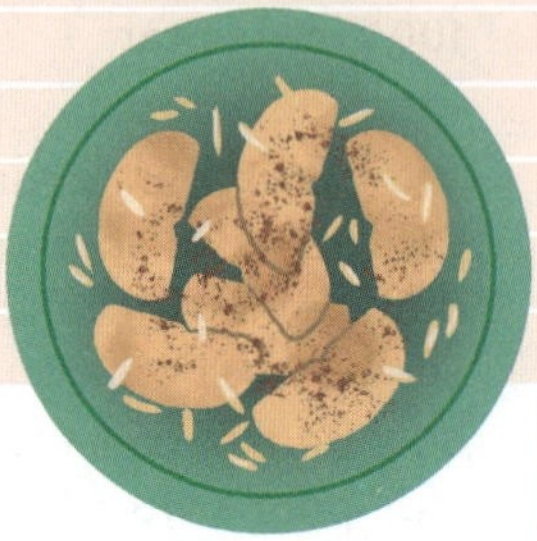

JOUR 1

Déjeuner

- Salade de chou rouge, **sauce vinaigrette**
- Steak haché à 5 % MG au gril (ou en version végétarienne : dés de tofu au basilic)
- Courgettes sautées et tagliatelles
- **Pomme au four à la cannelle**

Dîner

- Salade de mâche + vinaigrette
- Omelette aux courgettes (avec le reste de courgettes du déjeuner)
- Pommes de terre vapeur + filet d'huile d'olive
- Fromage blanc de brebis nature

Sauce vinaigrette (pour 4 personnes)

Mettez 1 c. à café de moutarde dans le fond d'un bol et ajoutez 2 c. à soupe de vinaigre de cidre ou de jus de citron. Mélangez, salez et poivrez, puis ajoutez 4 c. à coupe d'huile de colza (ou 2 c. à soupe d'huile de colza et 2 c. à soupe d'huile d'olive).

Pour une version plus légère, ajoutez ensuite 2 à 3 c. à soupe d'eau, 2 bonnes pincées de gingembre en poudre et 2 c. à soupe de levure de bière en paillettes. Mélangez bien.

Pommes au four à la cannelle (pour 4 personnes)

Préchauffez votre four à 200 °C. Épluchez et coupez 4 pommes en quartiers puis disposez ces derniers au centre d'un grand papier sulfurisé. Saupoudrez de cannelle en poudre et disposez quelques petites noisettes de beurre par-dessus. Fermez la papillote et enfournez pendant 25 à 30 min. Pendant ce temps, faites griller à sec 2 c. à soupe d'amandes effilées et disposez-les sur les pommes à la sortie du four.

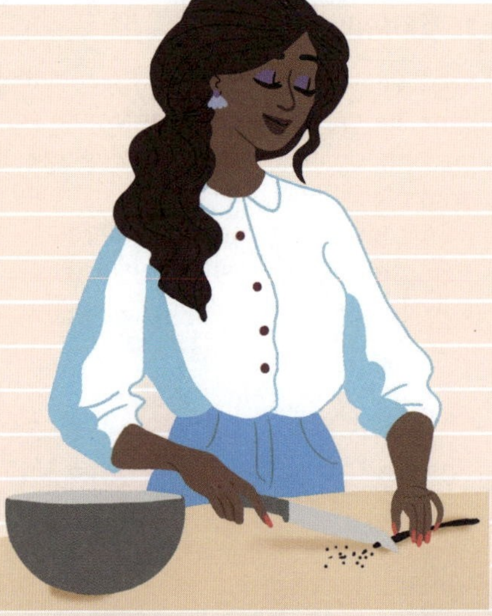

Les pommes de terre ont un IG élevé ; pensez donc à bien commencer votre repas par la salade de mâche et l'omelette. Réalisez votre vinaigrette avec du citron ou avec du vinaigre (cidre de préférence) pour abaisser l'impact des pommes de terre sur votre glycémie.

Cette semaine, concentrez-vous sur la structure du repas ! Vous pouvez consommer un dessert sucré en fin de repas : yaourt aux fruits par exemple.

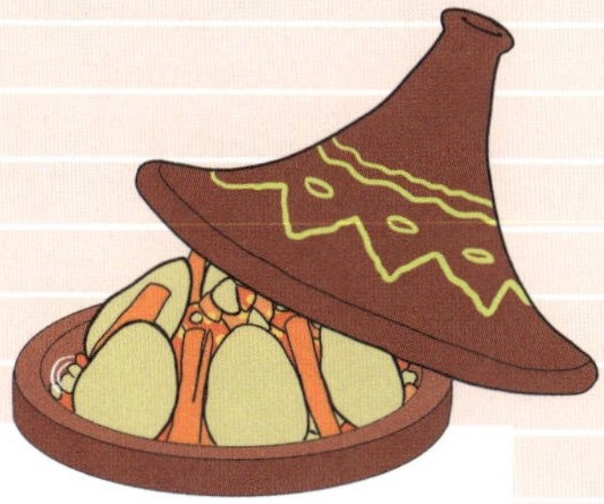

JOUR 2

Déjeuner

- Salade de mâche, tomates cerises et dés de comté + sauce vinaigrette
- **Tajine de poulet aux légumes**
- Semoule de couscous
- Poire

Dîner

- Salade de tomates, ½ boule de mozzarella et basilic ciselé
- Jambon de dinde
- Purée de brocoli nature (surgelé) + un peu de crème légère et de sel
- 1 compote
- 2 tranches de pain au levain

Tajine de poulet aux légumes (pour 4 personnes)

Dans une cocotte, faites revenir 4 cuisses de poulet (sans la peau) avec un peu d'huile, puis réservez sur une assiette. Pelez et émincez un oignon, épluchez et coupez en morceaux 2 courgettes, 1 belle aubergine et 3 carottes. Mettez les légumes dans la cocotte avec le poulet, ajoutez un verre d'eau, 2 c. à café de cumin et 1 c. à soupe de mélange d'épices à tajine (ou à couscous). Salez et laissez cuire à feu doux pendant 45 min à 1 h. À la fin de la cuisson, ajoutez une poignée d'amandes entières que vous aurez fait griller à sec dans une poêle.

POUR UN REPAS VÉGÉTARIEN : remplacez le poulet par des pois chiches et réduisez le temps de cuisson. Ajoutez quelques amandes concassées ou noix de cajou sur votre plat au moment de servir.

Le levain possède une acidité naturelle qui permet d'abaisser l'IG du pain. Il permet aussi d'améliorer la digestibilité (pas de ballonnement en consommant du pain intégral). Et dernier point : il se conserve plus longtemps !

Si vous ne mangez pas de dessert habituellement, finissez par une boisson (thé, café, infusion) et éventuellement un bon carré de chocolat noir riche en cacao (minimum 70 %) !

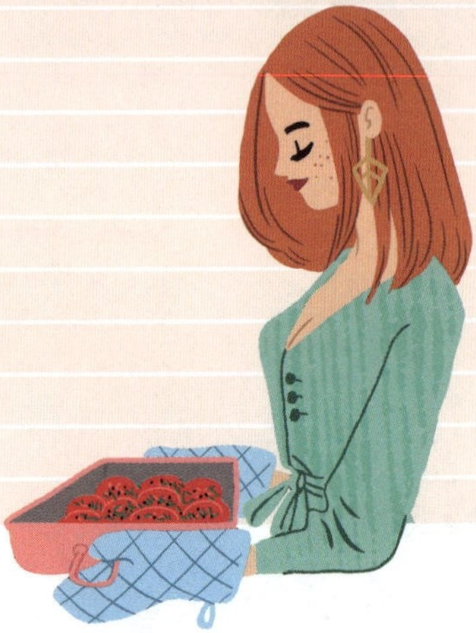

JOUR 3

Déjeuner

- Artichaut + vinaigrette
- Pavé de saumon au four
- **Tomates à la provençale** et riz
- Café noir ou thé + 10 g de chocolat noir à 70 % de cacao

Dîner

- Radis à la croque au sel
- Rôti de porc froid + moutarde
- Haricots verts sautés à l'ail et patate douce cuite au four
- Yaourt de votre choix

Tomates à la provençale (pour 4 personnes)

Préchauffez votre four à 180 °C. Coupez 8 tomates en deux, salez-les et placez-les dans un plat allant au four. Épluchez et hachez finement 3 à 4 gousses d'ail. Lavez et ciselez quelques branches de persil et du basilic frais. Mélangez avec un peu d'huile d'olive pour obtenir un hachis, salez et déposez le tout sur les demi-tomates. Saupoudrez avec de la chapelure, ajoutez un peu d'eau dans le fond du plat et enfournez pendant 30 min environ.

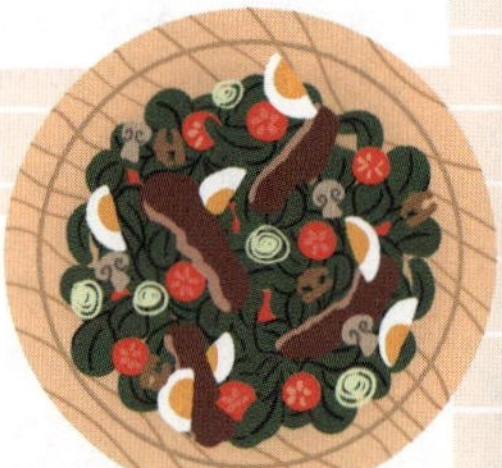

JOUR 4

Déjeuner express

- Salade d'endives, pois chiches (en bocal en verre), maquereaux à la moutarde (1 filet en conserve), oignon rouge émincé + 1 à 2 portions de vinaigrette
- 30 g de crottin de chèvre (1/2 unité)
- 1 poire
- 1 tranche de pain au levain

Dîner

- **Salade composée au magret fumé** + vinaigrette
- 2 petits-suisses nature + myrtilles décongelées +/–1 c. à café de sucre
- 2 tranches de pain au levain

Salade composée au magret fumé (pour 4 personnes)

Lavez et essorez quelques poignées de mâche. Coupez 250 g de tomates cerise en deux. Lavez et émincez 150 g de champignons frais de Paris. Coupez en tronçons les cœurs de palmiers d'un bocal en verre. Mélangez tous les légumes puis ajoutez 100 à 200 g de magret fumé et séché en tranches (enlevez le gras visible) et 4 œufs dur coupés en quatre. Ajoutez également quelques cerneaux de noix.

JOUR 5

Déjeuner

- 1 bol de **gaspacho de légumes**
- Cuisse de dinde cuite au four
- Épinards sautés et boulgour
- 1 banane

Dîner

- **Tartines d'aubergines à la bolognaise**
- Quinoa
- 1 compote de pommes

Gaspacho de légumes (pour 4 personnes)

Lavez 4 tomates bien mûres et 1 poivron rouge puis coupez-les en morceaux. Épluchez 1 concombre et coupez-le en cubes. Mettez le tout dans le bol d'un mixeur, ajoutez 100 g de fromage frais (type Saint-Moret), 2 bonnes pincées de sel, 2 c. à soupe de vinaigre de cidre et 2 c. à soupe d'huile d'olive. Consommez bien frais.

Tartines d'aubergines à la bolognaise (pour 4 personnes)

Lavez et coupez 2 aubergines en tranches d'environ 1 cm d'épaisseur, badigeonnez-les d'huile d'olive à l'aide d'un pinceau, salez et faites-les cuire pendant 20 min au four à 180 °C. Pendant ce temps, émincez 2 échalotes. Faites-les revenir à la poêle avec 1 c. à soupe d'huile d'olive pendant 5 min puis ajoutez 2 steaks hachés à 5 % de MG (des émincés de protéines de soja en version végétarienne). Salez, poivrez et laissez cuire pendant 5 min supplémentaires. Coupez 2 tomates en morceaux et ajoutez-les dans la poêle. Laissez chauffer pendant 2 min. Déposez ce mélange sur les tranches d'aubergine, saupoudrez de parmesan râpé. Enfournez à nouveau pendant 15 min à 180 °C.

JOUR 6

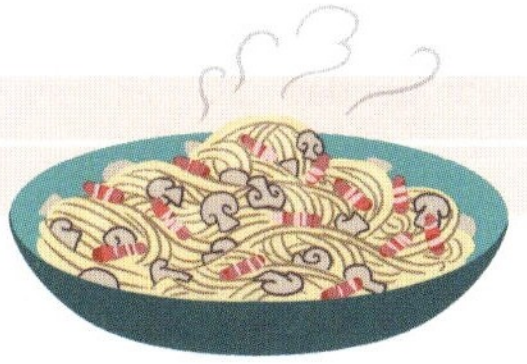

Déjeuner

- Salade de carottes et radis noir râpés + vinaigrette
- **Spaghettis « à la Carbonara »**
- Yaourt skyr à la vanille

Dîner

- **Bol végétarien**
- 1 compote pomme-abricot
- 1 tranche de pain au levain

Spaghettis « à la Carbonara » (pour 4 personnes)

Faites cuire al dente 200 g de spaghettis puis égouttez-les. Pendant ce temps, Lavez et émincez 200 g de champignons de Paris. Faites-les fondre dans une poêle antiadhésive pendant quelques minutes puis ajoutez 200 g d'allumettes de bacon fumé. Faites chauffer pendant 3 min puis ajoutez 100 g de crème légère. Poursuivez la cuisson pendant 1 minute. Salez légèrement, ajoutez les spaghettis. Mélangez.

Pour un plat végétarien : remplacez les allumettes de bacon par du tofu fumé coupé en morceaux.

Bol végétarien (pour 1 personne)

Mélangez dans un joli bol assez large 100 g de pois chiches (en bocal en verre), 1 belle poignée de mâche et 30 g de feta coupée en petits cubes. Ajoutez dans un coin 1 œuf mollet (plongez 1 œuf dans de l'eau bouillante pendant 5 min) coupé en deux et 3 c. à soupe de carottes râpées dans un autre coin. Versez par-dessus de la vinaigrette et 1 c. à soupe de graines de courge ou de graines de chanvre décortiquées.

JOUR 7

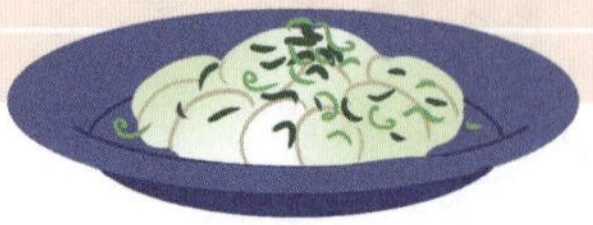

Déjeuner

- Salade de roquette + vinaigrette
- Magret de canard poêlé (ne mangez pas la peau)
- **Ratatouille** et semoule de couscous
- 1 part de **tarte aux pommes rustique**

Dîner

- Salade de jeunes pousses, lentilles vertes, oignon rouge émincé et quartiers de pamplemousse + vinaigrette
- **Carpaccio de Saint-Jacques au citron vert**
- 1 faisselle nature + 1 c. à café de miel

Ratatouille (pour 4 personnes)

Épluchez et coupez en morceaux 2 courgettes. Lavez et coupez en petits cubes 1 aubergine et 2 poivrons rouges. Faites revenir dans une cocotte 1 oignon émincé avec 2 c. à soupe d'huile d'olive. Ajoutez les légumes et laissez mijoter pendant 30 min environ. Ajoutez ensuite 3 tomates coupées en morceaux. Salez, poivrez et saupoudrez d'Herbes de Provence. Ajoutez 1 c. à café de miel d'acacia pour enlever l'acidité et terminez la cuisson pendant 15 min.

Tarte aux pommes rustique (pour 6 personnes)

Mettez 130 g de farine dans un saladier avec 50 g de poudre d'amandes, 30 g de sucre et une pincée de sel. Mélangez. Ajoutez 40 g d'huile (colza, pépins de raisin...) et mélangez du bout des doigts pour obtenir un mélange sablonneux. Ajoutez ensuite un peu d'eau et travaillez la pâte pour obtenir une boule humide. Réservez. Préchauffez votre four à 180 °C. Étalez la pâte sur un papier sulfurisé, posé sur une plaque de cuisson. Ajoutez 160 g de compote de pommes. Pelez 3 à 4 pommes, coupez-les en 2, ôtez les trognons puis détaillez-les en lamelles. Disposez-les sur la compote de pommes. Rabattez les bords de la pâte puis saupoudrez avec 3 c. à café de sucre. Enfournez pendant 50 min environ à 180 °C.

Carpaccio de Saint-Jacques au citron vert (pour 4 personnes)

Lavez et émincez finement 20 noix de Saint-Jacques à l'aide d'un couteau tranchant (prenez-les surgelées et coupez-les quand elles sont encore un peu congelées, ce sera plus facile). Préparez une vinaigrette avec 2 c. à soupe de citron vert, 3 c. à soupe d'huile d'olive, 1 c. à soupe de miel d'acacia, du sel et du poivre. Versez cette vinaigrette sur les noix de Saint-Jacques, décorez avec du basilic ciselé et entreposez au réfrigérateur pendant 30 min.

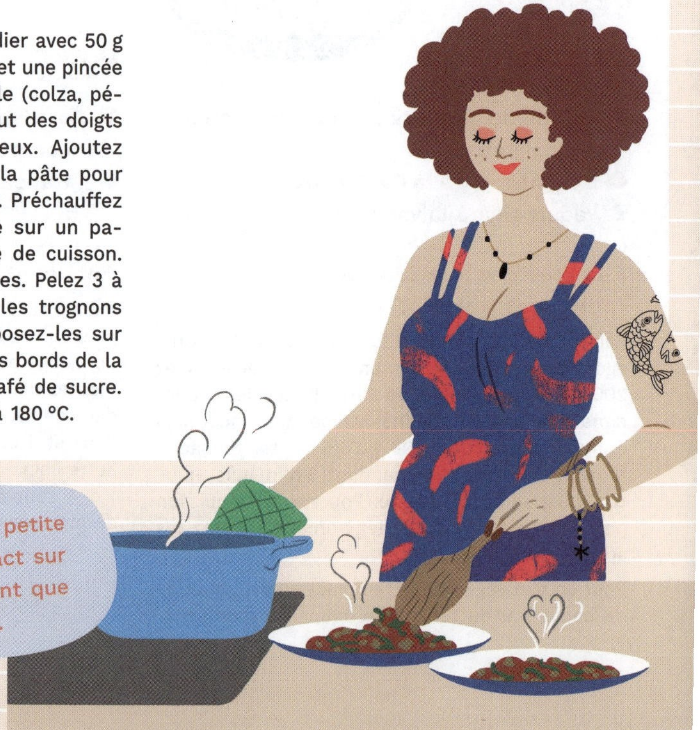

Consommé en fin de repas et en petite quantité, le sucre a moins d'impact sur la glycémie ! Mais privilégiez autant que possible un sucre à IG bas.

Ma routine Fitness bien-être et vitalité

Votre corps est fait pour bouger ! Vous voulez retrouver votre vitalité, optimiser votre santé et avoir une jolie silhouette avec un corps tonique ? Alors vous devez intégrer une routine Fitness dans votre quotidien ! Et puis l'activité physique, c'est aussi bon pour lutter contre le stress et améliorer le sommeil... alors, on se bouge !

Ma routine fitness : Nous vous proposons de pratiquer une routine simple, réalisable chez vous, avec très peu de matériel : un simple tapis de gym, des petites haltères (500 grammes pour débuter, puis 1 kilo) et une tenue adéquate (baskets, legging et tee-shirt).

Combien de temps ?

Prévoyez 20 à 30 minutes pour les premières séances si vous n'avez pas fait de sport depuis plusieurs mois, l'idée est de renouer progressivement avec le sport et d'y trouver un certain plaisir, même si vous n'échapperez pas aux courbatures la première semaine (dites-vous que c'est votre corps qui se remet en route !).

De quoi se compose mon training ?

Choisissez 4 ou 5 exercices pour commencer, puis faites-en davantage au fur et à mesure de vos progressions.

Soyez surtout régulière

Mieux vaut 3 séances de 30 minutes par semaine qu'une seule séance d'1 heure dont vous sortirez complètement épuisée !

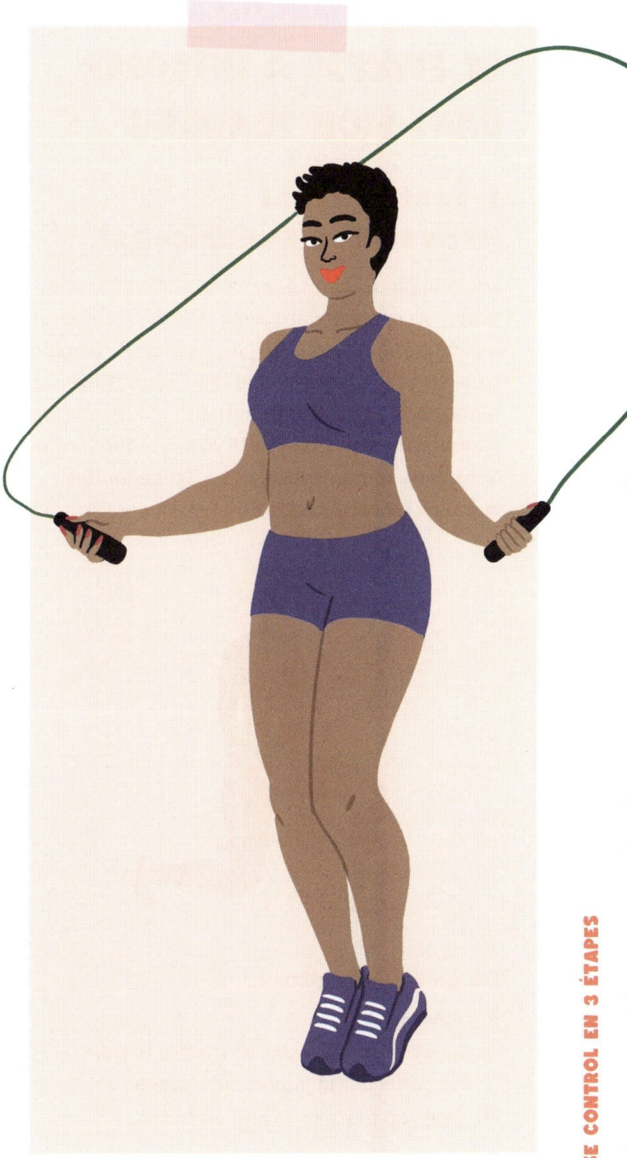

LES 10 EXERCICES DE FITNESS À INTÉGRER DANS MON TRAINING

1. Fentes avant (travail des quadriceps)

Debout, pieds joints, les mains sur les hanches, faites un pas en avant avec la jambe droite et descendez votre genou gauche jusqu'à ce qu'il frôle le sol. Gardez le dos bien droit. Revenez lentement à la position initiale.

Nombre de répétitions : 15 fois chaque jambe

Temps de récupération : 15 à 30 secondes

Nombre de séries : 3 à 5

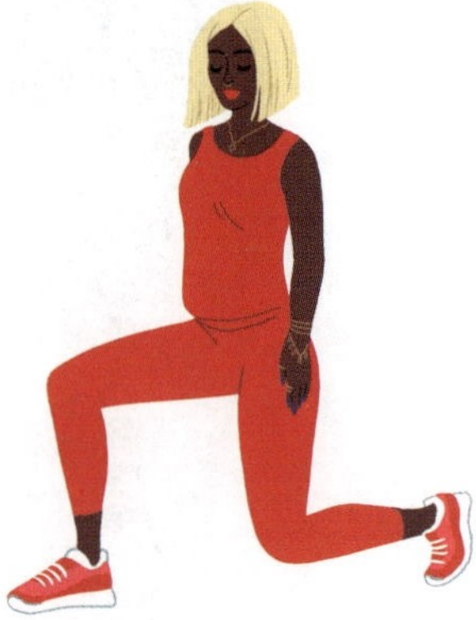

Ce qu'il faut éviter :

- ✕ Courber le dos.
- ✕ Se pencher en avant et mettre le poids du corps sur la jambe qui avance.
- ✕ Faire un pas trop grand en avant.

Prenez une bouteille d'eau et buvez une gorgée à chaque fois que vous en ressentez le besoin !

2. Flexions (travail des quadriceps)

Pour cet exercice, prenez une chaise et mettez-la derrière vous. Debout, pieds écartés de la largeur du bassin, fléchissez les jambes comme si vous alliez vous asseoir sur la chaise, frôlez-la (non, on ne s'assoit pas, même si la tentation est grande !) et revenez à la position initiale. Stabilisez le corps en allongeant les bras devant vous et en fixant un point sur le mur d'en face. Gardez le dos bien droit.

Nombre de répétitions : 15

Temps de récupération : 15 à 30 secondes

Nombre de séries : 3 à 5

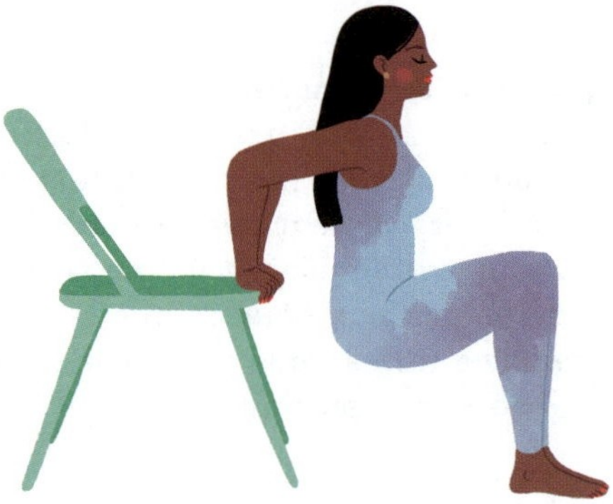

Ce qu'il faut éviter :

- ✕ Se pencher en avant.
- ✕ Regarder ses pieds.
- ✕ Aller trop vite.

3. Sumo squat (travail des adducteurs)

Debout, les jambes écartées le plus possible et les pieds ouverts vers l'extérieur, pliez les genoux en gardant le dos bien droit jusqu'à ce que les cuisses soient parallèles au sol, puis revenez lentement à la position initiale. Écartez les bras tendus de chaque côté en même temps que vous descendez.

Nombre de répétitions : 15

Temps de récupération : 15 à 30 secondes

Nombre de séries : 3 à 5

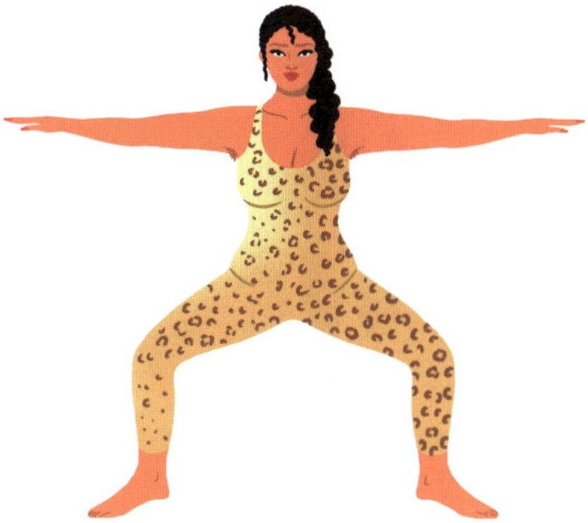

Ce qu'il faut éviter :

- ✗ Se pencher en avant.
- ✗ Regarder ses pieds.
- ✗ Forcer sur le dos en remontant.

4. Kick up (travail des fessiers)

Mettez-vous à quatre pattes, bras tendus, mains bien à plat sur le tapis de sol, juste en dessous des épaules. Serrez le ventre pour éviter de creuser le dos et levez une jambe derrière vous, genou fléchi à 90 degrés et pied flexe, jusqu'à ce que vous sentiez que « ça bloque », puis ramenez votre jambe, toujours fléchie, jusqu'à ce que votre genou frôle le sol.

Nombre de répétitions : 15 fois de chaque côté

Temps de récupération : 15 à 30 secondes

Nombre de séries : 3 à 5

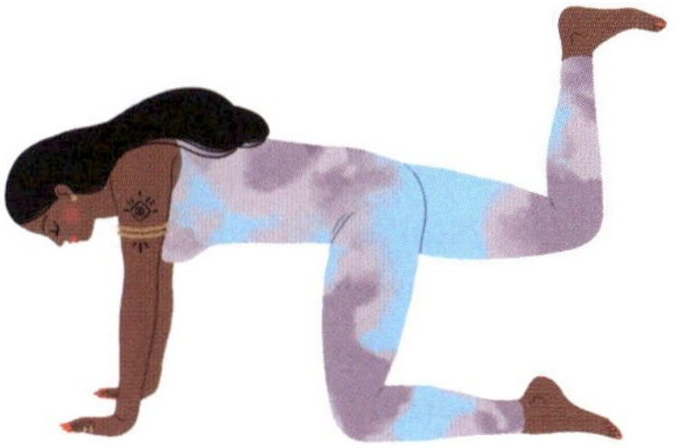

Ce qu'il faut éviter :

- ✗ Creuser le dos.
- ✗ « Relâcher » les abdominaux.

5. Fire hydrant (travail des fessiers)

Gardez la même position que pour le kick up, contractez bien les abdominaux et levez une jambe pliée sur le côté jusqu'à ce qu'elle soit parallèle au sol, puis revenez à la position de départ. Maintenez le bassin le plus immobile possible.

Nombre de répétitions : 15 fois de chaque côté

Temps de récupération : 15 à 30 secondes

Nombre de séries : 3 à 5

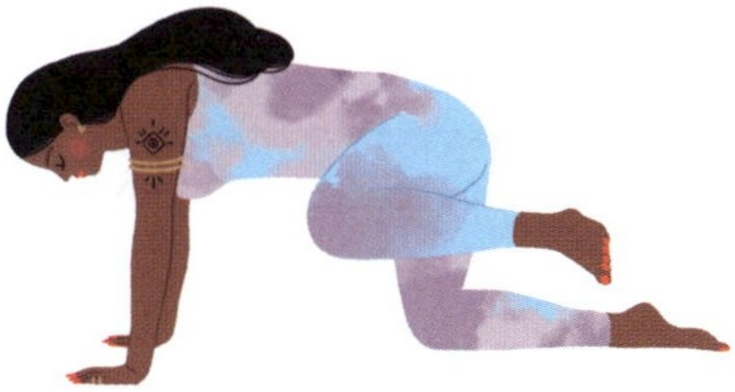

Ce qu'il faut éviter :

- ✗ Creuser le dos.
- ✗ Tordre le bassin.

6. Élévations latérales (travail des épaules)

Munissez-vous de petits haltères si vous en possédez (500 grammes pour débuter puis 1 kilo) et positionnez-vous debout, jambes écartées de la largeur des épaules. Pliez légèrement les genoux et maintenez le dos bien droit pendant tout l'exercice en contractant les abdominaux. Levez les bras de chaque côté jusqu'à hauteur d'épaules puis revenez à la position initiale.

Nombre de répétitions : 8 à 15

Temps de récupération : 15 à 30 secondes

Nombre de séries : 3 à 5

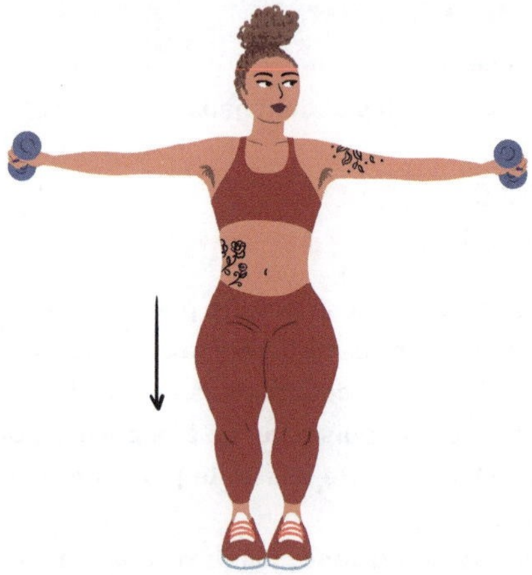

Ce qu'il faut éviter :

- ✕ Crisper les épaules.
- ✕ Courber le dos.
- ✕ Garder les bras bien droits (pliez-les légèrement au niveau du coude).

7. Élévations frontales (travail des épaules)

Gardez la même position que pour les élévations latérales, mais au lieu de lever les bras sur les côtés, levez-les devant vous.

Nombre de répétitions : 8 à 15

Temps de récupération : 15 à 30 secondes

Nombre de séries : 3 à 5

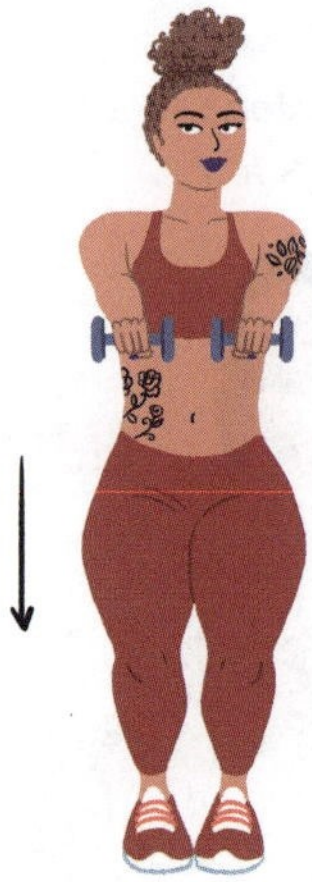

Ce qu'il faut éviter :

- ✕ Crisper les épaules.
- ✕ Courber le dos.

8. Demi-pompes (travail des pectoraux)

Mettez-vous à genoux sur le tapis de gym, avancez-vous et prenez appui sur vos mains posées à plat, écartées d'une largeur supérieure à celle des épaules et relevez les pieds joints. Bras tendus, vous avez le poids de votre corps sur vos bras. Gardez le dos droit et fléchissez les bras jusqu'à ce que votre tête frôle le sol, puis revenez à la position initiale.

Nombre de répétitions : 8 à 10
Temps de récupération : 15 à 30 secondes
Nombre de séries : 3 à 5

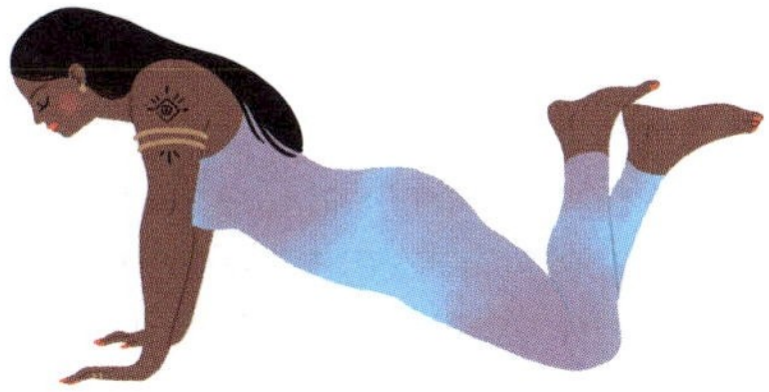

Ce qu'il faut éviter :

- ✗ Regarder en face de vous (il vaut mieux maintenir la tête baissée).
- ✗ Placer les mains trop en avant (elles doivent être à la hauteur de la poitrine).
- ✗ Bloquer votre respiration (soufflez bien !).

9. Dips (travail des triceps)

Mettez une chaise derrière vous et prenez appui dessus avec les paumes des mains, bras tendus. Avancez vos pieds : vos jambes doivent être fléchies et vos fesses dans le vide. L'exercice consiste à fléchir les bras (vous allez vite sentir le travail des triceps) et à revenir à la position tendue.
Nombre de répétitions : 10
Temps de récupération : 15 à 30 secondes
Nombre de séries : 3 à 5

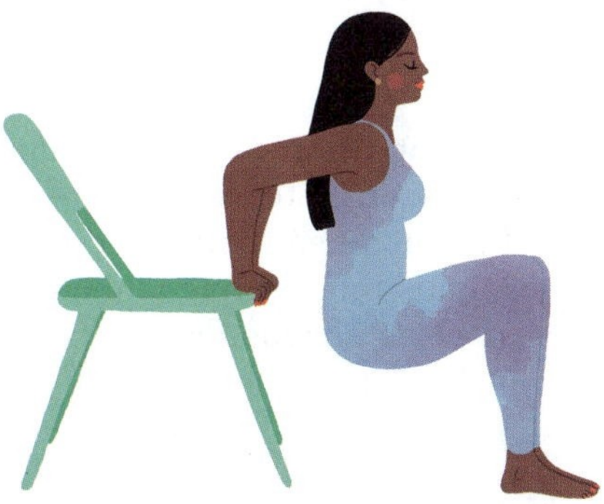

Ce qu'il faut éviter :

- ✗ Écarter les bras du corps (gardez-les bien serrés contre votre buste pendant que vous les fléchissez).
- ✗ Bloquer votre respiration (soufflez bien !).

10. Crunchs (travail des abdominaux)

Allongez-vous et plaquez bien votre dos au sol, jambes pliées et pieds écartés de la largeur du bassin. Mettez les mains de chaque côté de la tête, expirez et décollez lentement les épaules et le haut du dos (contractez bien le périnée pendant l'exercice), en regardant vers le plafond. Inspirez en revenant à la position initiale.
Nombre de répétitions : 7 à 15
Temps de récupération : 15 à 30 secondes
Nombre de séries : 3 à 5

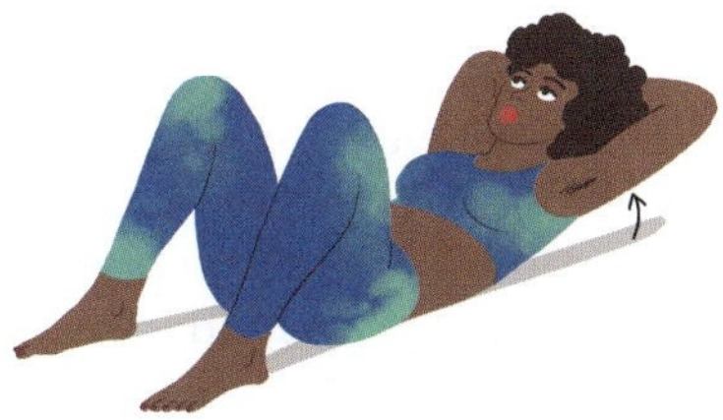

Ce qu'il faut éviter :

- ✗ Décoller trop les épaules (pas plus de 10 à 15 cm).
- ✗ Mettre les mains sous la nuque et tirer sur celle-ci.

Mes routines sophro anti-craquage

Soyons honnêtes, il y a des moments difficiles à traverser quand on change ses habitudes alimentaires, avec des coups de mou, des envies de craquer ou même de tout envoyer valdinguer ! Ces moments compliqués arrivent généralement quand vous êtes plus fatiguée, physiquement ou émotionnellement...

La sophrologie peut vous aider dans ces moments difficiles !

Cette technique antistress utilise la respiration combinée à la visualisation pour obtenir une détente du corps et de l'esprit. Résultat : vous respirez mieux, votre corps est mieux oxygéné, votre cerveau aussi et vous ressentez un calme intérieur. Une fois que vous êtes apaisée, vos envies sont beaucoup plus faciles à gérer !

MA SOPHRO ANTI-GRIGNOTAGE

Vous pouvez pratiquer la sophrologie chez vous, ou même au travail, en vous isolant pendant quelques minutes, assise confortablement sur une chaise ou dans un canapé.

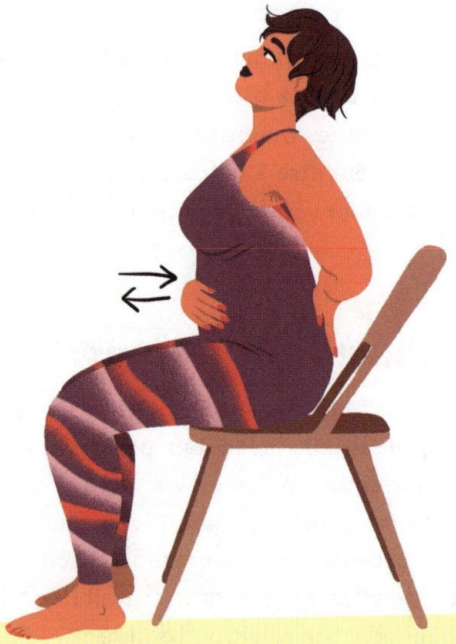

1. Pour bien pratiquer, vous devez d'abord apprendre à bien respirer...

Pour vous exercer, asseyez-vous sur une chaise, le dos bien droit et les pieds bien à plat au sol. Placez votre main droite sur le ventre et votre main gauche dans le bas du dos. Inspirez profondément en gonflant votre ventre pendant 4 secondes, retenez votre souffle pendant 4 secondes puis soufflez longuement pendant 4 secondes. Sentez vos mains qui se rapprochent à l'expiration et imaginez que vous évacuez votre stress à chaque expiration. Réalisez cet exercice pendant 5 minutes.

N'attendez pas d'avoir des envies de grignotage pour pratiquer ! La sophrologie vous apportera un profond bien-être si vous la pratiquez régulièrement.

2. Maintenant, lancez-vous !

Prévoyez 5 minutes. Respirez calmement et profondément : posez une main sur votre ventre, inspirez par le nez et sentez votre ventre se gonfler. Retenez votre respiration pendant 3 à 5 secondes, puis expirez lentement par la bouche en rentrant le ventre. Au bout de 5 minutes, vous devriez vous sentir nettement plus relax et mieux maîtrisez vos envies de grignoter. Pratiquez idéalement quelques minutes chaque jour.

ÉTAPE 2 : JE ZAPPE LES MAUVAIS SUCRES

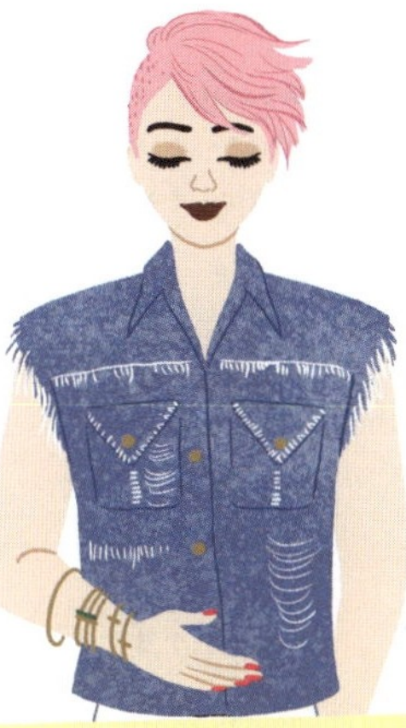

Vous avez franchi la première étape haut la main ? Bravo ! Passons maintenant à la deuxième étape qui consiste à mieux choisir les « sucres ajoutés » : produits sucrés divers, boissons sucrées, desserts sucrés et sucres que vous ajoutez vous-même à la maison dans vos boissons chaudes, yaourts, fromages blancs...

Je fais le point sur ma consommation actuelle de sucres

L'idée est d'avoir une vision globale sur votre consommation actuelle, puis de la réduire si elle est excessive, mais aussi bien sûr de mieux choisir vos sucres puisque tous les sucres ne se valent pas !

ATTENTION : NE CONFONDEZ PAS « GLUCIDES » ET « SUCRES AJOUTÉS » !
Les glucides comprennent l'amidon, le lactose du lait, le fructose des fruits... et les sucres ajoutés : le miel, sucre blanc, sucre complet, sirop d'érable, sirop de glucose-fructose utilisés par les industriels...

Sucres visibles et sucres cachés

Les sucres visibles sont faciles à repérer : ce sont les sucres que vous ajoutez vous-même à la maison dans vos plats, desserts, café, thé, yaourts... : sucre en poudre, sucre en morceaux, miel, sirop d'érable ou d'agave...
Les sucres cachés sont ceux déjà présents dans les aliments tout prêts : glaces, biscuits, gâteaux...

Il y a aussi du sucre ajouté dans certains aliments salés : sauces tomates, soupes industrielles, pain de mie, plats préparés... et même dans le jambon blanc ! Il s'agit bien sûr de petites quantités, mais mis bout à bout, cela peut être assez significatif. Pensez donc à cuisiner « maison » pour contrôler au maximum votre consommation de sucres ajoutés !

Le tableau ci-dessous répertorie les principales sources de sucres ajoutés (visibles et cachés). Complétez-le pour réaliser ensuite une moyenne journalière de votre consommation de sucre ajouté...

Aliments	Quantité de sucre ajouté par portion indiquée	Nombre de portions consommées par jour	Quantité totale de sucre par jour
Biscuits secs (2 unités = 20 g)	7 g		
Bonbon ou caramel (unité)	5 g		
Cake ou quatre-quarts (1 part = 50 g)	15 g		
Céréales du petit déjeuner (40 g)	12 g		
Chocolat (1 carré = 10 g)	5 g		
Compote classique	8 g		
Confiture (1 cuillère à soupe)	8 g		
Glace ou sorbet (2 boules	15 g		
Jus de fruits, tous types (1 verre de 20 cl)	8 g		
Laitage sucré : yaourt, flan, crème dessert...	10 g		
Miel (1 cuillère à café)	5 g		
Pain au chocolat ou croissant	8 g		
Pâte à tartiner chocolatée (1 cuillère à café)	5 g		
Pâtisserie/gâteau	20 g		
Snack sucré (Mars®, Snickers®...)	20 g		
Soda (1 grand verre = 20 cl)	20 g		
Sucre en morceaux (à l'unité)	5 g		
Sucre en poudre (1 cuillère à café)	5 g		
Verre de sirop	10 g		

Comptabilisez aussi les sucres des jus de fruits, même sans sucre ajouté, mais pas ceux des fruits frais ni des compotes sans sucre ajouté.

FAITES VOS COMPTES !

Notez ci-dessous la quantité moyenne de sucre ajouté que vous consommez chaque jour :

....

....

....

....

....

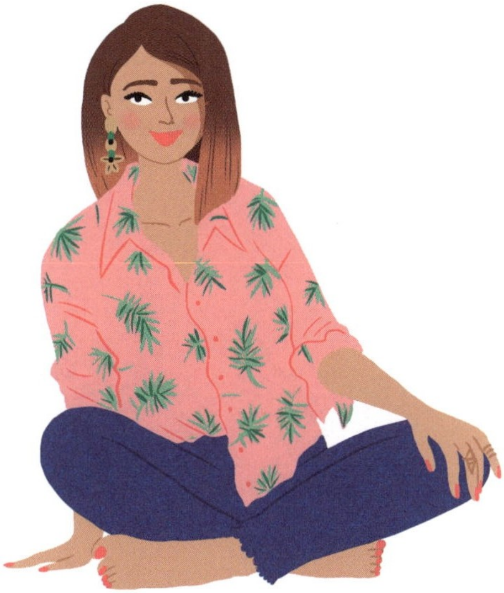

Quelle quantité de sucre ajouté faudrait-il consommer ?

L'Organisation Mondiale de la Santé (OMS) conseille de ne pas dépasser 25 g de sucres ajoutés par jour, ce qui comprend le sucre « visible », le sucre « caché » mais aussi le sucre provenant des jus de fruits, même sans sucre ajouté, car celui-ci, consommé sous forme liquide, sans les fibres du fruit, est assimilé à du sucre ajouté... Si vous dépassez largement cette recommandation, lisez attentivement les pages suivantes...

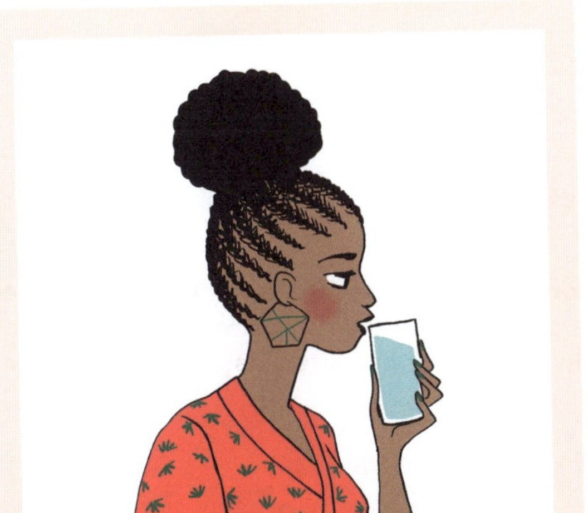

Je réfléchis aux équivalences saines

Vous consommez bien plus que les 25 g réglementaires par jour ? Pas de panique ! Nous sommes là pour vous aider à réduire votre consommation quotidienne grâce à des astuces très simples que vous pouvez appliquer dès à présent...

Les boissons sucrées

Vous êtes adepte des jus de fruits et autres boissons sucrées ? Vous avez pu constater qu'un seul verre (20 cl) peut vous faire exploser votre quota de sucre ajouté dans votre journée !

La solution ? Essayez donc de réserver les jus de fruits (sans sucre ajouté si possible) pour vos sorties entre amis ou pour la récupération sportive (1 grand verre, soit environ 30 cl composé pour moitié de jus de fruits et pour moitié d'eau par exemple).
Au quotidien, privilégiez l'eau qui est la seule boisson indispensable à l'organisme.

VOUS N'AIMEZ PAS L'EAU NATURE ?

Ajoutez-y un filet de jus de citron ou réalisez des eaux aromatisées (faites mariner des feuilles de menthe, de basilic ou de coriandre ainsi que des morceaux de fruits frais (morceaux de fraises, de citrons, de pêche, d'abricot, de kiwi...) pendant 24 h puis filtrez. Pensez aussi au gingembre qui aromatise agréablement l'eau plate, avec du citron.

Les laitages sucrés

Crèmes dessert, flans, yaourts à la vanille, au citron... Vous terminez systématiquement votre repas par un dessert sucré et cela alourdit la note de sucre ajouté !

La solution ? Privilégiez les laitages nature : fromage blanc, petit suisse, yaourt, skyr... et sucrez-les vous-même avec un sucre IG bas (sirop de yacon, d'agave, miel d'acacia, sucre de coco...), ou mieux, avec des morceaux de fruits naturels ou de la compote sans sucre...

LE TRUC EN + : Pensez à la cannelle en poudre pour aromatiser vos laitages nature (1 c. à café rase par laitage) : cela adoucit l'acidité, aromatise et apporte de la douceur ! La cannelle permet aussi de mieux réguler la glycémie !

Les biscuits et gâteaux

Si vous aimez manger des biscuits ou des gâteaux du commerce, sachez qu'ils sont généralement très sucrés !

La solution ? Préférez les préparations maison où vous contrôlez à la fois la dose de sucre ajouté et le type de sucre ajouté ! Vous pouvez facilement réduire d'un tiers voire de moitié la quantité de sucre des recettes de gâteaux et biscuits classiques, et utiliser un sucre IG bas.

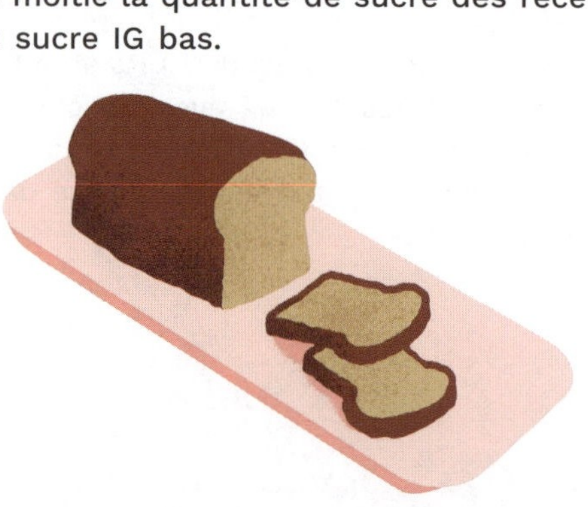

Consommez les biscuit et gâteaux de préférence en fin de repas (en dessert) plutôt qu'au milieu de l'après-midi : l'impact sur votre glycémie sera plus faible.

Les glaces

Si vous êtes adepte des bonnes glaces en été, on vous invite à réaliser vous-même des « nice-creams » (morceaux de banane glacée, avec autres fruits ou chocolat…) : c'est tellement simple et rapide que vous allez vous demander pourquoi vous n'avez pas testé cette recette plus tôt !

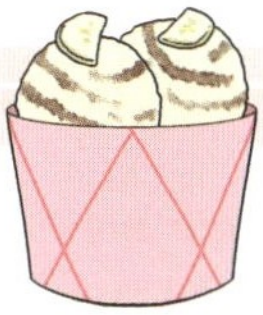

Nice-cream banane-chocolat-noisette (pour 4 personnes)

La veille : pelez 4 bananes et coupez-les en rondelles. Congelez-les dans un sac congélation (étalez-les bien pour qu'elles soient plus faciles à mixer ensuite).
Le jour-même, mixez les bananes avec 60 g de purée de noisettes sans sucre ajouté, 40 g de sirop d'agave et 15 g de cacao sans sucre jusqu'à la consistance d'une crème bien lisse.
Dégustez aussitôt ou entreposez au congélateur pendant 30 min à 1 h pour une consistance un peu plus ferme.

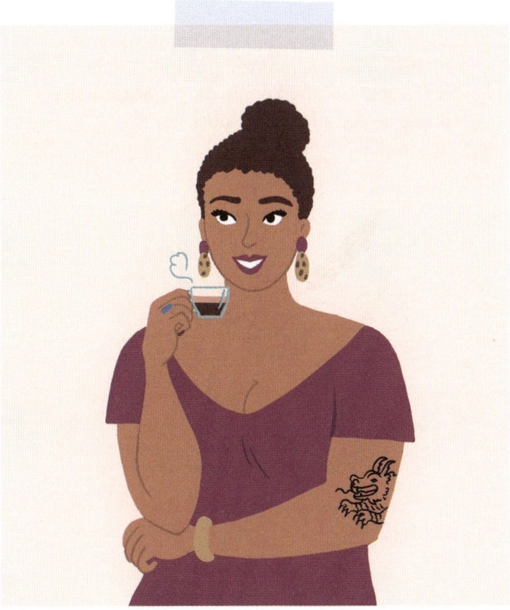

Les céréales du petit déjeuner

Remplacez les céréales du petit déjeuner (même sans sucre ajouté, elles ont un IG élevé) par des flocons de céréales nature : flocons d'avoine, flocons de quinoa, de sarrasin… Vous pouvez les consommer en muesli, avec des abricots secs coupés en petits morceaux et des noisettes concassées, mélangés avec du skyr nature, ou du fromage blanc de brebis…

Les bonbons et chocolats

Préférez le chocolat noir riche en cacao : au-delà de 70 % de cacao, son IG est bas, malgré le sucre ajouté qu'il contient ! Pour éviter de tomber dans l'excès, consommez 10 à 20 g de chocolat noir par jour, cela vous permet de conserver le plaisir de manger !

Quand vous avez envie de confiseries (les vraies !), faites-vous plaisir avec un ou deux bonbons en fin de repas : cela aura moins d'impact sur votre glycémie que lorsque vous les mangez au milieu de l'après-midi.

Mes stratégies anti-grignotages sucrés

On ne va pas se leurrer, vous aurez probablement des petites envies de sucre dans les semaines qui viennent, et pas forcément au bon moment… Quand vous avez envie de petites douceurs en milieu d'après-midi, pensez aux huiles essentielles : certaines d'entre elles vous aideront à ne pas craquer !

MES SOLUTIONS

Je calme mes envies de sucre

Une envie soudaine de biscuits ou de glace à la fraise ? Ayez votre réflexe aroma : **l'huile essentielle de Géranium rosat** *(Pelargonium graveolens* ou *roseum)* **est idéale pour couper les petites envies de sucre** : prenez-en 1 goutte sur un comprimé neutre à avaler dès que l'envie de sucre se fait sentir (maximum 3 fois par jour).

Help ! Je stresse et ça me donne envie de grignoter !

Un accès de stress et vous ne résistez pas à l'appel du frigo ?

Sortez vite votre flacon d'HE de camomille noble (*Chamaemelum nobile*), qui agit directement sur le système nerveux central et procure un apaisement rapide : 2 gouttes dans le creux des poignets et respirez !

Quand vous perdez votre belle motivation…

Reboostez votre motivation dès que vous sentez le coup de mou arriver !

Pensez à l'huile essentielle de sapin baumier (*Abies balsamea*), qui favorise la libération des endorphines et redonne courage et optimisme : 2 gouttes sur la face interne des poignets, frottez et respirez !

Mon stick d'urgence dans mon sac à main

Prenez un stick à huiles essentielles et mettez-y 8 gouttes de chacune de ces HE : cannelle de Ceylan écorce *(Cinnamomum verum cortex),* girofle (*Syzygium aromaticum*), bergamote (*Citrus aurantium* ssp. *Bergamia*) et camomille romaine (*Chamaemelum nobile*). Respirez votre stick quand l'envie de grignoter vous prend (max 4 fois par jour).

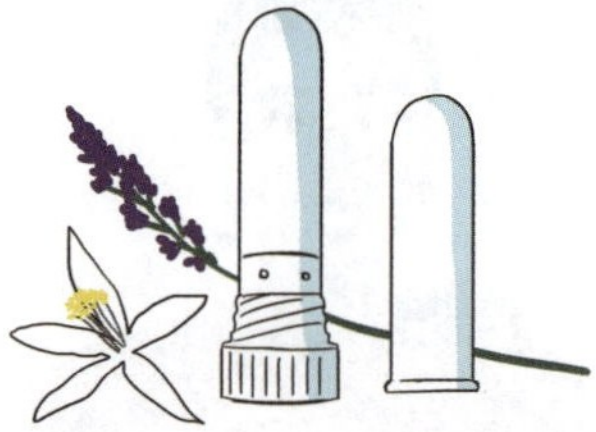

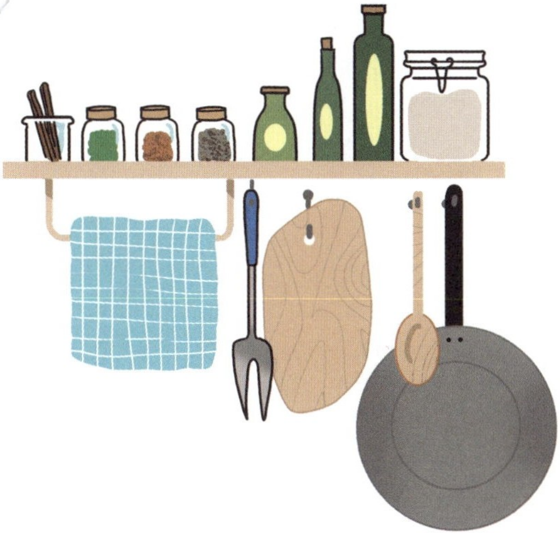

LES HUILES ESSENTIELLES S'INVITENT EN CUISINE

Pensez aussi aux huiles essentielles qui peuvent agréablement adoucir ou parfumer vos desserts et boissons chaudes et permettre ainsi de réduire la quantité de sucre ajouté : huile essentielle de cannelle (*Cinnamomum verum*), d'orange douce (*Citrus sinensis*), de bergamote, de citron (*Citrus lemonum*), de menthe poivrée *(Mentha piperita)...*

Mes menus sur 1 semaine

C'est parti pour 7 jours de menus (déjeuners et dîners) respectant les objectifs de cette deuxième étape : maitriser votre consommation de sucre ajouté. Continuez naturellement à bien structurer vos repas !

Qu'est-ce que je mange le matin ?

L'idéal est de tester un petit déjeuner salé : cela vous aidera à réduire vos envies de sucre dans la journée. Faites votre choix p. 38. Si ça ne passe pas, restez sur un petit déjeuner plus classique, en réduisant au maximum votre consommation de sucre ajouté.

Et si j'ai faim dans l'après-midi ?

Quand vous avez faim dans l'après-midi, ne cherchez pas à lutter, vous finiriez par craquer à un moment donné, ou à manger plus que de raison au dîner ! Prévoyez donc un goûter sans sucre ajouté et rassasiant : 100 g de fromage blanc ou de skyr nature par exemple (riche en protéines rassasiantes), avec 1 à 2 c. à soupe de muesli sans sucre et quelques fruits rouges pauvres en glucides (100 g de myrtilles, framboises ou autres petits fruits rouges frais ou décongelés) pour le plaisir.

LES BONNES QUANTITÉS...

N'oubliez pas : il doit y avoir davantage de légumes que de féculents dans votre assiette ! Soyez bien à l'écoute de vos sensations de faim et de satiété pour manger la juste quantité de féculents.

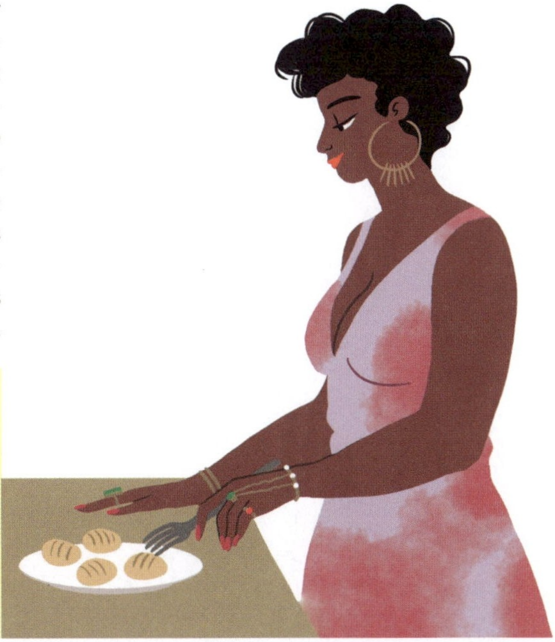

Si vous mangez en mode végétarien, remplacez la cuisse de poulet rôtie par un steak de soja poêlé (choisissez ceux qui apportent au moins 13 à 14 g de protéines et moins de 10 g de graisses par unité).

JOUR 1

Déjeuner

- **Caponata**
- Cuisse de poulet rôtie aux herbes de Provence
- Penne au beurre
- 1 poire

Dîner

- Reste de caponata du déjeuner
- 2 œufs à la coque + mouillettes de pain au levain grillé
- Salade verte aux dés de comté + vinaigrette
- 1 yaourt au soja nature + 1 c. à café de sirop d'agave

Caponata (pour 4 personnes)

Lavez et coupez en petits morceaux 2 poivrons rouges et 500 g d'aubergines. Mettez 3 c. à soupe d'huile d'olive dans un faitout et mettez-y les légumes. Faites cuire pendant 15 min en mélangeant régulièrement. Épluchez et hachez un oignon. Faites-le revenir dans une cocotte avec 1 c. à soupe d'huile d'olive puis ajoutez 3 tomates pelées et coupées en morceaux. Laissez mijoter pendant 10 min puis ajoutez 50 g d'olives vertes dénoyautées, 50 g de câpres et les légumes (aubergines et poivrons). Mélangez puis ajoutez 5 cl de vinaigre de cidre et 5 cl d'eau. Salez, poivrez et ajoutez 1 c. à soupe de miel d'acacia. Laissez cuire pendant 15 min sans couvrir. Servez bien froid.

Évitez de manger la peau du poulet qui représente à elle seule 80 % de graisses, majoritairement saturées !

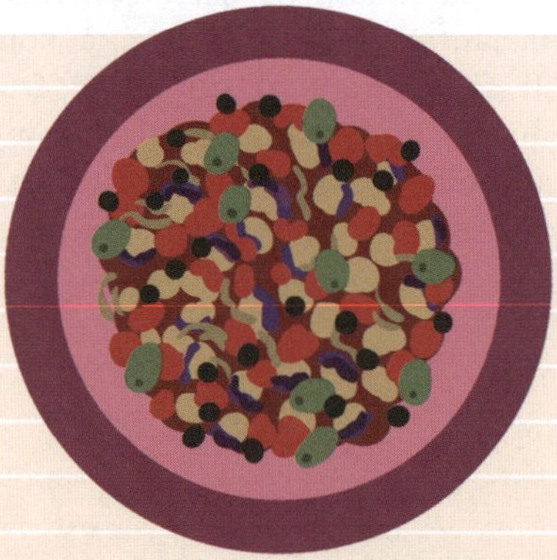

Si vous avez envie d'un dessert, prenez un laitage nature (yaourt, fromage blanc, ou même yaourt au soja) avec un peu de sucre IG bas.

JOUR 2

Déjeuner

- Salade de tomates + vinaigrette
- Steak grillé
- Poêlée de poivrons et semoule de couscous
- **Dessert de graines de chia à l'ananas**

Dîner

- Salade de chou blanc + vinaigrette
- **Wok de crevettes, courgettes (ou bien poivrons) et oignons**
- Riz thaï
- 1 fromage blanc nature + quelques framboises fraîches (ou décongelées) + le moins possible de miel d'acacia

Dessert de graines de chia à l'ananas (pour 4 personnes)

Mélangez 200 g de yaourt nature (brebis, soja...) avec 35 cl de lait d'amande sans sucre ajouté puis ajoutez 25 g de graines de chia et 30 g de sirop d'agave. Mélangez bien et entreposez au réfrigérateur pendant 3 à 4 heures. Mélangez encore au sortir du frigo. Mixez grossièrement ½ ananas bien mûr. Versez la crème de chia dans 4 belles verrines puis ajoutez l'ananas mixé et servez.

Wok de crevettes, courgettes et oignons (pour 4 personnes)

Décongelez 500 g de grosses crevettes puis décortiquez-les. Pelez et hachez 1 gousse d'ail. Pelez et émincez 1 oignon. Pelez et coupez en rondelles 600 g de courgettes. Dans un wok ou une sauteuse, faites revenir l'ail et l'oignon avec 2 c. à soupe d'huile d'olive puis ajoutez les courgettes en rondelles et laissez cuire à feu modéré pendant quelques minutes en mélangeant régulièrement (elles doivent rester un peu fermes). Ajoutez les crevettes, saupoudrez avec 1 c. à café de gingembre en poudre. Salez et poivrez. Poursuivez la cuisson pendant quelques minutes. Décorez de ciboulette ciselée et servez.

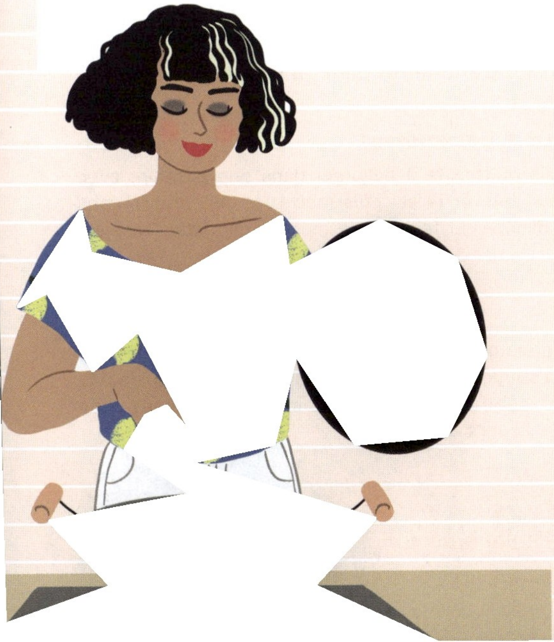

EN VERSION VÉGÉTARIENNE : remplacez les crevettes par du tofu aux herbes (50 à 100 g par personne) ou par du fromage halloumi (mélange de lait de chèvre et de lait de brebis) coupé en dés et grillé à la poêle (40 à 50 g par personne).

JOUR 3

Déjeuner

- Salade végétarienne : salade de mâche, ½ avocat coupé en morceaux, concombre, tomates cerises, 100 g de pois chiches, 30 g de feta, 1 c. à soupe d'amandes concassées, coriandre ciselée + vinaigrette
- **Lassi pêche**

Dîner

- Radis à la croque
- 1 tranche de jambon blanc
- Courgettes sautées et tagliatelles
- Infusion + 10 à 15 g de chocolat noir à 70 % de cacao

Lassi pêche (pour 4 personnes)

Pelez et coupez en morceaux 4 pêches bien mûres puis mettez-les dans un blender avec 3 yaourts brassés nature, 2 c. à soupe de miel d'acacia et 4 belles pincées de cardamome en poudre. Ajoutez 10 cl d'eau et mixez. Servez bien frais.

Ce n'est pas la saison des pêches ? Réalisez votre lassi avec de la mangue, des fraises... Vous pouvez aussi remplacer la cardamome par du gingembre en poudre.

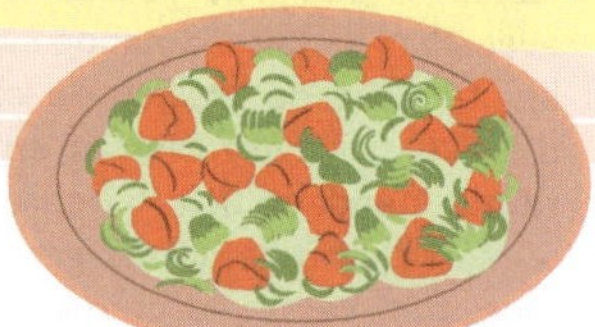

JOUR 4

Déjeuner

- **Concombre à la crème et à la menthe**
- Rosbif
- **Fondue de poireaux** et patate douce cuite à la vapeur
- 1 faisselle nature + miel d'acacia

Dîner

- Salade de graines germées et mâche + vinaigrette
- Œuf mollet
- Épinards sautés + parmesan
- Kiwi
- 1 tranche de pain au levain

Concombre à la crème et à la menthe (pour 4 personnes)

Pelez et coupez en rondelles 1 grand concombre puis mettez-le à dégorger dans une passoire avec 2 c. à soupe de sel pendant 1 heure. Rincez bien pour enlever le sel puis mettez le concombre dans un saladier avec 5 cl de crème liquide. Ciselez une dizaine de feuilles de menthe et mélangez bien. Poivrez (ne salez pas davantage). Servez bien frais.

Fondue de poireaux (pour 4 personnes)

Lavez bien et coupez en rondelles 3 ou 4 beaux poireaux. Ôtez les parties trop vertes (gardez-les éventuellement pour une soupe). Faites chauffer 2 c. à soupe d'huile d'olive dans un faitout puis ajoutez les poireaux avec 3 c. à soupe d'eau. Salez et laissez cuire à feu doux pendant 40 min. Mélangez de temps en temps (et ajoutez si besoin un peu d'eau en cours de cuisson).

Si vous ne consommez pas de crème fraîche classique, prenez de la crème de soja bio (sans sucre ajouté) ou une autre crème végétale, à l'avoine par exemple.

JOUR 5

Déjeuner

- Salade de tomates, feta et basilic + vinaigrette
- Côte de porc première grillée
- Tagliatelles
- **Verrine aux fruits frais et secs**

Dîner

- Salade de riz, thon au naturel, œuf dur, tomate, cœurs de palmiers, graines de courge + vinaigrette
- Yaourt de brebis nature + sucre de coco
- 1 tranche de pain au levain

Verrine aux fruits frais et secs (pour 4 personnes)

Lavez, équeutez et coupez en petits morceaux 400 g de fraises. Ajoutez 100 g de myrtilles et 100 g de framboises. Mélangez et mettez la moitié des fruits dans 4 verres. Ajoutez 2 c. à soupe de fromage blanc par verre, puis ajoutez le reste des fruits. Parsemez chaque verrine de noisettes concassées, arrosez avec un peu de miel d'acacia et terminez par un peu de pollen (facultatif). Dégustez.

Le riz a un index glycémique plus faible quand il est consommé froid ! Et la vinaigrette associée permet d'abaisser encore l'impact du riz sur la glycémie.

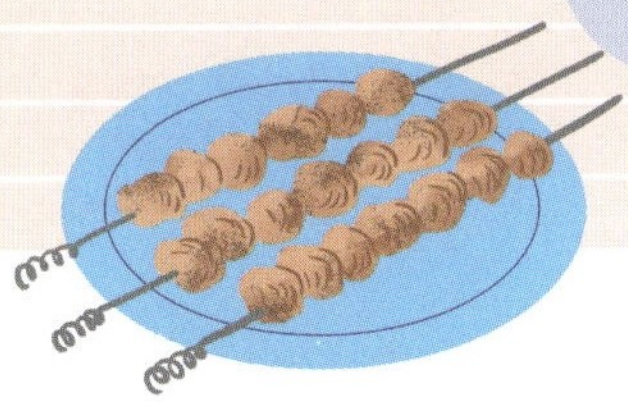

JOUR 6

Déjeuner

- Gaspacho de tomates du commerce
- **Brochette de poulet mariné au paprika**
- Fondue d'aubergines + boulgour
- Compote

Dîner

- Artichaut
- Carpaccio de bœuf
- Salade de roquette au parmesan + vinaigrette
- 1 tranche de pain au levain
- Poire

Brochettes de poulet mariné au paprika (pour 4 personnes)

Coupez 400 g de blanc de poulet en cubes et mettez-le dans un saladier. Ajoutez le jus d'un demi citron jaune, 2 c. à soupe de sauce soja, 2 c. à soupe d'huile d'olive et 2 c. à café de paprika doux. Mélangez, couvrez et entreposez au frais pendant 1 heure. Formez les brochettes sur des pics en bois. Faites cuire à la plancha ou dans une poêle antiadhésive pendant 10 min en retournant à mi-cuisson.

Pour la version végétarienne : utilisez un steak de seitan poêlé à la place du porc.

Certains gaspachos du commerce ont une très bonne composition (pas de sucre ajouté, pas d'additif alimentaire), lisez bien la liste des ingrédients !

JOUR 7

Déjeuner

- Asperges + vinaigrette
- Rôti de veau au four
- Poêlée de champignons de Paris au persil et quinoa
- **Crumble poire-chocolat**

Dîner

- Salade de pommes de terre, œuf dur, oignon rouge haché, tomate, mesclun + vinaigrette
- 2 petits-suisses nature
- 1 tr. de pain au levain

Crumble poire-chocolat (pour 4 à 6 personnes)

Pelez 5 poires bien mûres, ôtez les trognons et coupez-les en petits morceaux. Mettez les morceaux de poire dans un petit moule à manqué (ou dans des petits ramequins allant au four). Hachez grossièrement 60 g de chocolat noir pâtissier à 70 % de cacao et parsemez-en les poires. Mixez 50 g de noisettes puis mélangez-les avec 50 g de petits flocons d'avoine, 40 g de sucre de coco et 20 g d'huile de coco fondue. Ajoutez aussi 1 pincée de sel et 1 c. à soupe d'eau. Mélangez bien. Mettez cette pâte à crumble sur les poires et faites cuire au four à 180 °C pendant 30 min environ. Dégustez tiède.

Les pommes de terre consommées froides ont un IG plus faible, surtout quand elles sont consommées avec des fibres (crudités), des protéines (œuf, sardines) et avec du vinaigre ou du citron (vinaigrette).

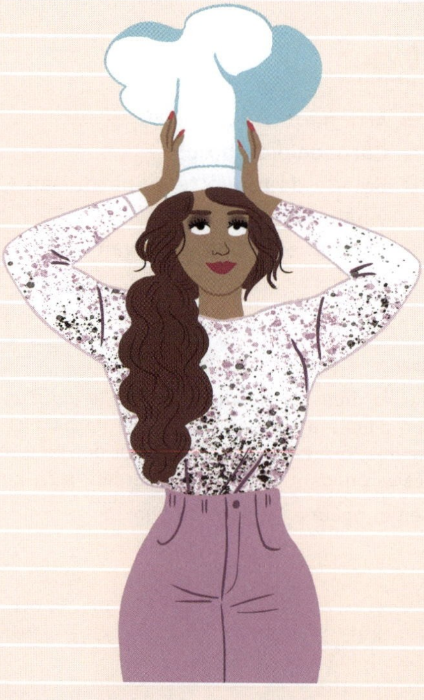

Le yoga contre le manque de sucre ?

Réduire le sucre peut vous mettre à cran : quand vous mangez du sucre, votre cerveau sécrète de la dopamine, l'une des hormones du bien-être. La réduction du sucre dans votre alimentation peut donc réduire vos niveaux de dopamine et jouer sur votre moral. Résultat : vous risquez de vous sentir plus fatiguée émotionnellement et plus stressée... Pour vous relaxer, orientez-vous vers le yoga, une pratique qui vous apportera beaucoup d'apaisement.

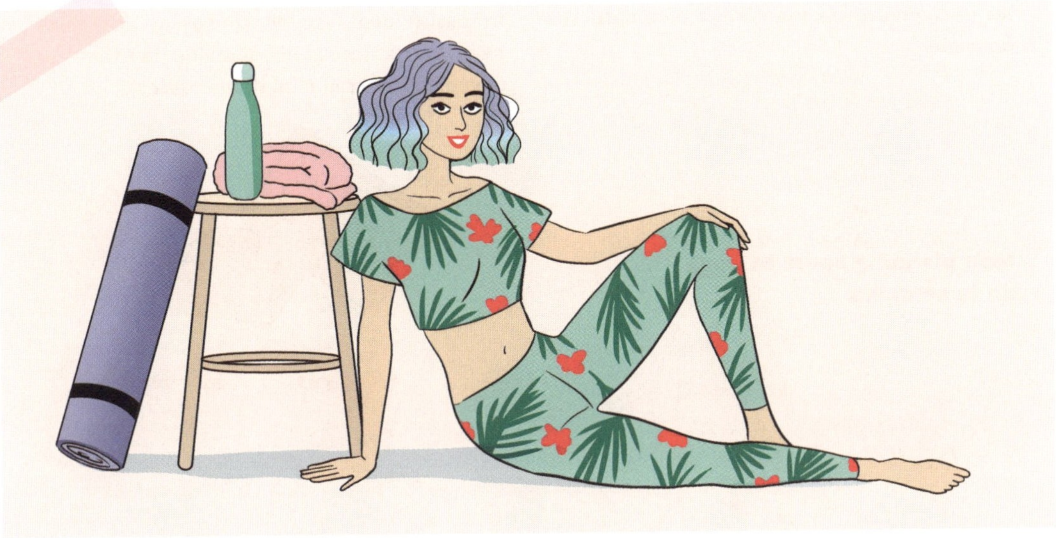

Comment agit le yoga ?

En stimulant naturellement la sécrétion de dopamine et de sérotonine (les hormones du bien-être), le yoga réduit les tensions et le stress à l'origine des compulsions et permet d'apprendre à respirer correctement (par le ventre) pour réduire le rythme cardiaque. Effet détente assurée !

Une méthode antistress et gainante

Le yoga est une méthode de bien-être indienne, notamment composée de postures et d'exercices de respiration qui permettent de se sentir bien dans son corps et dans son esprit. Il est particulièrement efficace contre le stress. Vous n'allez pas vous endormir, c'est un vrai sport, qui renforce tous les muscles ! Il permet en effet de tonifier efficacement le corps en stimulant les muscles profonds et il muscle tout en longueur pour une silhouette plus fine. Il brûle des calories et améliore le métabolisme. On s'y met ?

MON ENCHAINEMENT DE YOGA

Réalisez les postures proposées sur le modèle du hatha yoga (une des formes les plus ancestrales du yoga) : tenez les positions proposées pendant 1 minute et cherchez à les enchaîner de la manière la plus naturelle possible.

Combien de temps ?

Réalisez au minimum 1 séance de yoga par semaine (20 minutes minimum), ou davantage si vous vous sentez stressée (vous pouvez réaliser une séance chaque jour si vous en ressentez le besoin !).

Bien sûr, si vous réalisez déjà 3 séances de yoga par semaine, réduisez les séances de fitness (l'idéal est de conserver au moins 1 séance de fitness par semaine, le fitness et le yoga étant très complémentaires).

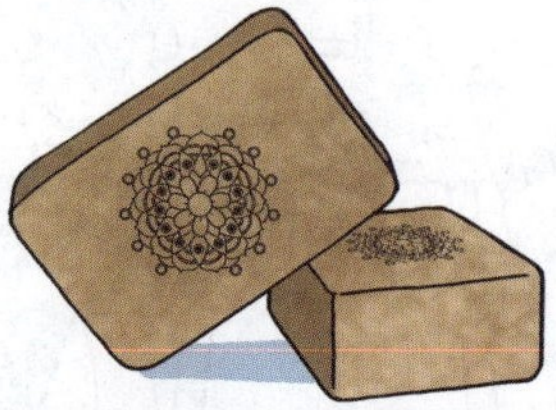

Mon planning sport et yoga de la semaine

	Fitness ou yoga	Durée	Horaires	Mes ressentis
Lundi				
Mardi				
Mercredi				
Jeudi				
Vendredi				
Samedi				
Dimanche				

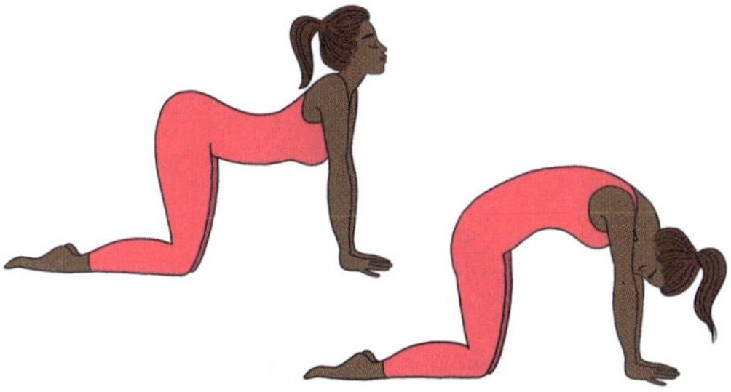

1. Chat dos plat/dos rond

À quatre pattes, inspirez en ouvrant la poitrine vers le haut, puis expirez en arrondissant votre dos et en regardant vers votre nombril.

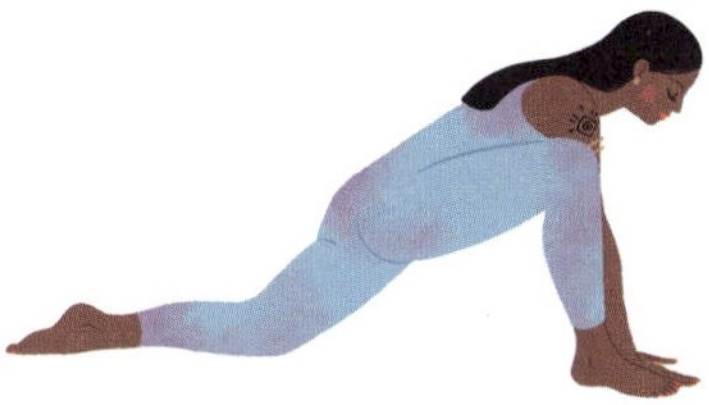

2. Lézard

Positionnez-vous en planche (bras tendus ou coudes posés au sol si vous préférez) puis ramenez le pied droit près de la main droite pour ouvrir la hanche. Gardez la jambe gauche tendue.

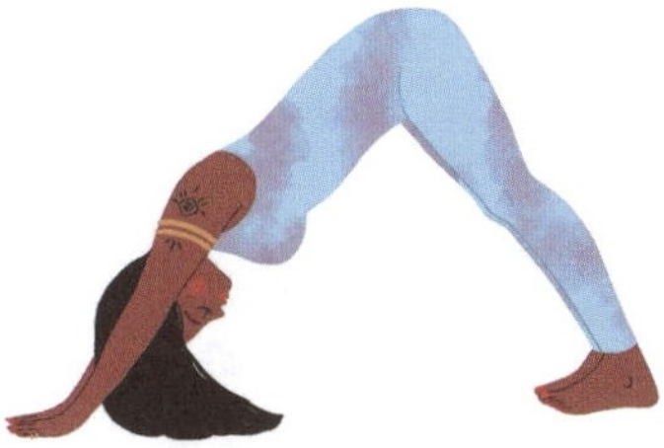

3. Chien tête en bas

Revenez en planche, puis levez les fesses en l'air et, si possible, tendez les jambes. Tendez bien les bras, mains ancrées dans le sol, doigts écartés. Rentrez le ventre, étirez la colonne et restez dans cette position en respirant bien.

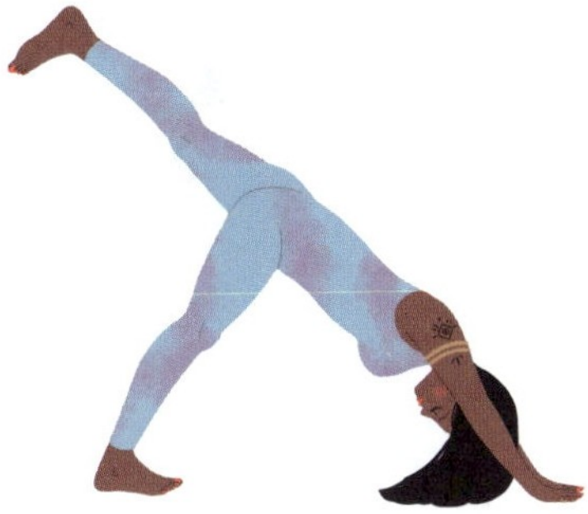

4. Chien à 3 pattes

Depuis la position précédente, tendez la jambe droite en l'air, pied flexe. Gardez bien les bras tendus.

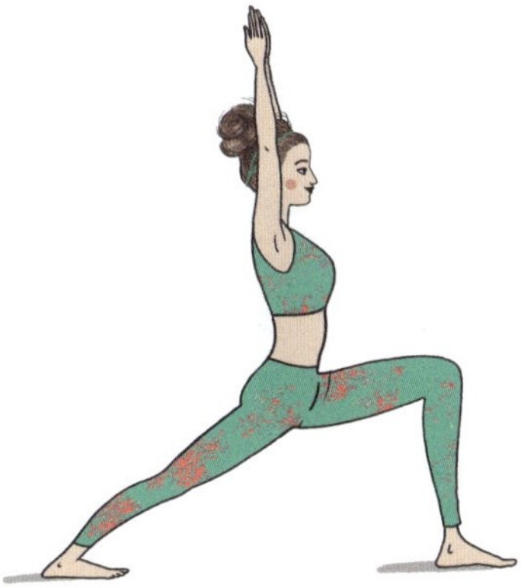

5. Guerrier 1

Amenez votre pied droit en avant, placez-le entre les mains. Redressez-vous, les mains tendues au-dessus de votre tête, jambe arrière tendue, pied gauche ouvert vers l'extérieur à 45° et genou droit bien à l'aplomb au-dessus des orteils.

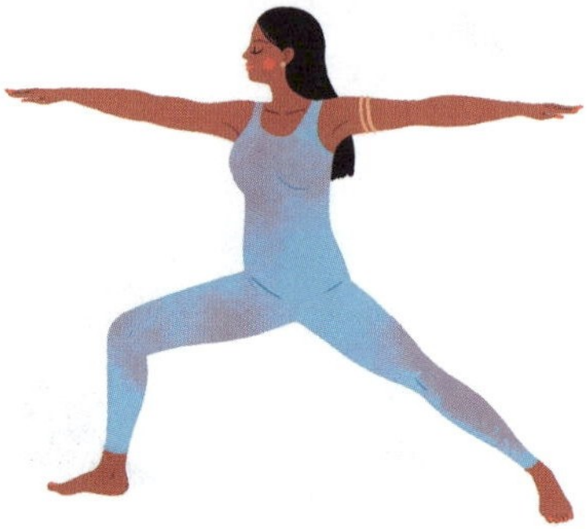

6. Guerrier 2

Pivotez les hanches vers la gauche et dirigez votre regard vers l'avant, les épaules basses. Les bras doivent former une seule ligne. Pensez à bien rentrer les fesses et le ventre.

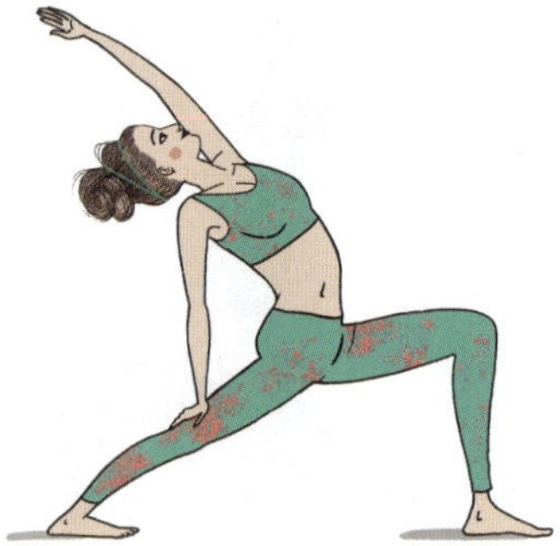

7. Guerrier inversé

Maintenez la jambe avant pliée, ouvrez votre buste, faites glisser votre bras gauche le long de la jambe gauche et tendez le bras droit en l'air. Étirez bien la colonne.

Ne forcez pas sur les positions qui demandent de la souplesse. Pratiquez régulièrement, votre corps s'ouvrira tout simplement au fur et à mesure. Au début, cela peut être frustrant de ne pas réaliser parfaitement les postures, mais vous constaterez rapidement des progrès.

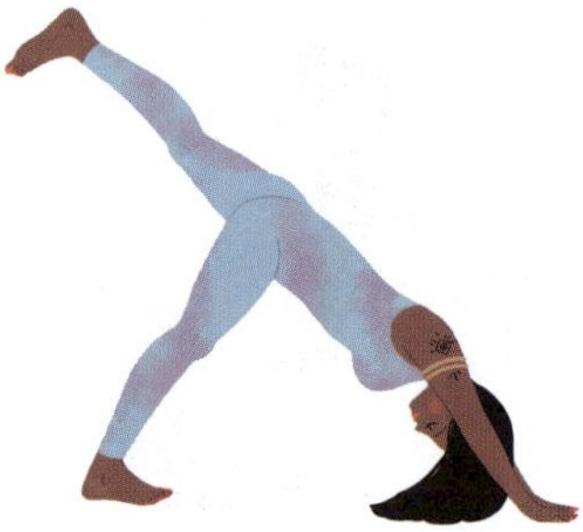

8. Chien à 3 pattes

Posez vos 2 mains au sol de part et d'autre de votre pied droit, puis poser votre jambe droite en arrière et levez-la de nouveau, pied flexe, pour revenir dans la position du chien à 3 pattes.

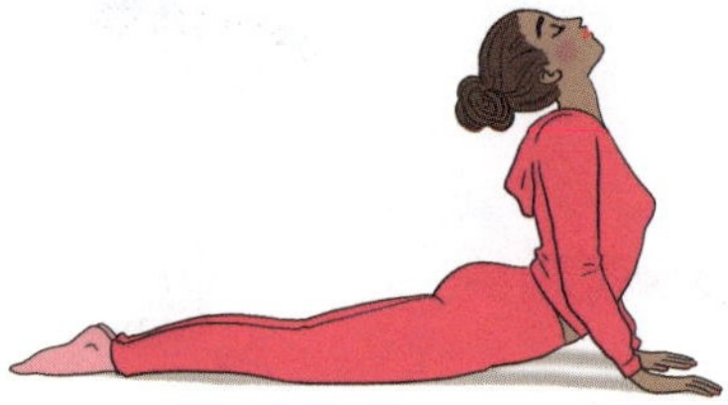

9. Petit cobra

Glissez la tête vers l'avant du tapis, puis redressez le buste. Gardez les coudes proches du corps, ouvrez la poitrine, engagez les fessiers et serrez bien les abdominaux pour protéger les lombaires.

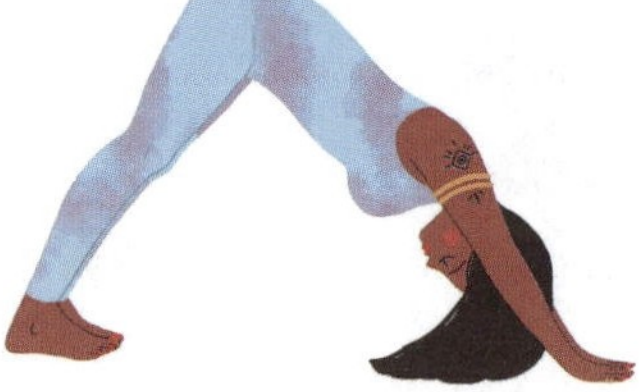

10. Chien tête en bas

Revenez en chien tête en bas en poussant vos fesses en arrière et en les levant vers le plafond.

Reprenez l'enchainement avec l'autre jambe.

Je trouve le calme en moi avec la respiration consciente

Le yoga vous aidera beaucoup à gérer vos envies de sucre mais vous ne pourrez pas forcément pratiquer à chaque fois qu'une pulsion survient... Pour calmer rapidement un coup de stress qui vous pousse à ouvrir la porte du placard ou à piquer dans le panier de bonbons au bureau, on vous invite à tester la cohérence cardiaque, une technique ultra-rapide et efficace que vous pouvez mettre en œuvre où que vous soyez !

La cohérence cardiaque : comment ça marche ?

C'est une méthode anti-stress rapide et naturelle qui permet de réduire le taux de cortisol (hormone du stress) mais régule aussi la tension artérielle et la fatigue et améliore les problèmes de sommeil.

Cette technique consiste à adopter un rythme respiratoire particulier (6 inspirations et 6 expirations par minute) qui permet de réguler les battements cardiaques. Le rythme cardiaque a ensuite une influence sur votre état émotionnel : vous vous sentez apaisée en quelques minutes seulement, et cet effet relaxant dure plusieurs heures !

EN PRATIQUE

Vous pouvez pratiquer n'importe où : chez vous, au bureau, assise ou debout (mais pas couchée, cela ne fonctionne pas pour des raisons anatomiques et physiologiques), les yeux ouverts ou fermés...

Inspirez lentement pendant 5 secondes puis expirez lentement pendant 5 secondes. Réalisez l'exercice pendant 5 minutes. Si vous êtes novice, testez la cohérence cardiaque avec une application sur Smartphone pour vous entraîner à adopter la bonne respiration.

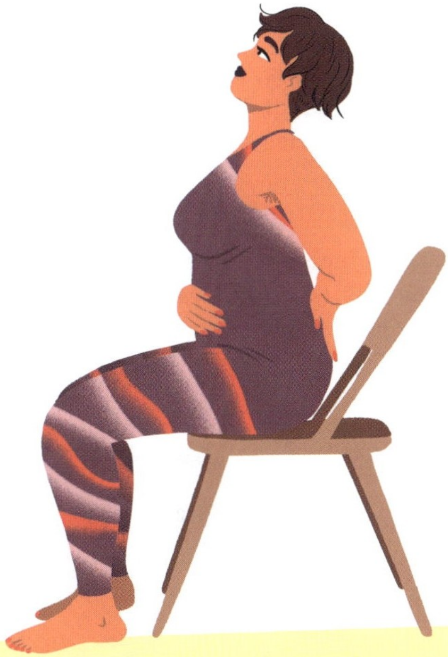

Les applications sur Smartphone à tester : Respirelax ou Respirotec...

ÉTAPE 3 : JE FAIS LE TRI DANS MES FÉCULENTS

Vous avez suivi sans difficulté les menus de la 2e étape ? Bravo ! Vous devez déjà ressentir les premiers bienfaits dans votre corps : une meilleure digestion, moins de coups de fatigue, un appétit mieux régulé... Il ne vous reste plus qu'une marche à franchir : bien choisir vos féculents qui ont un impact significatif sur votre glycémie à cause de leur richesse en glucides (amidon).

Céréales ou féculents ?

À ce stade, une petite mise au point s'impose car on confond souvent « céréales » et « féculents ».

Les féculents sont une famille d'aliments riches en amidon (glucides complexes). Ils comprennent certains tubercules (pommes de terre, patate douce, topinambours...), les légumineuses (pois chiches, lentilles, haricots rouges...), le pain et assimilés (biscottes, brioche...), mais aussi les céréales !

Les céréales (riz, maïs, blé, seigle...) ainsi que les « pseudo-céréales » (quinoa, sarrasin par exemple) et leurs dérivés (pâtes, semoule, flocons de céréales...) sont donc une sous-famille des féculents !

Le bon tri

Certains féculents ont un index glycémique élevé (> 70), d'autres ont un index glycémique bas (< 50), voire même très bas (< 35) ! Privilégiez donc toujours ceux dont l'IG est le plus faible pour en réduire l'impact sur votre glycémie.

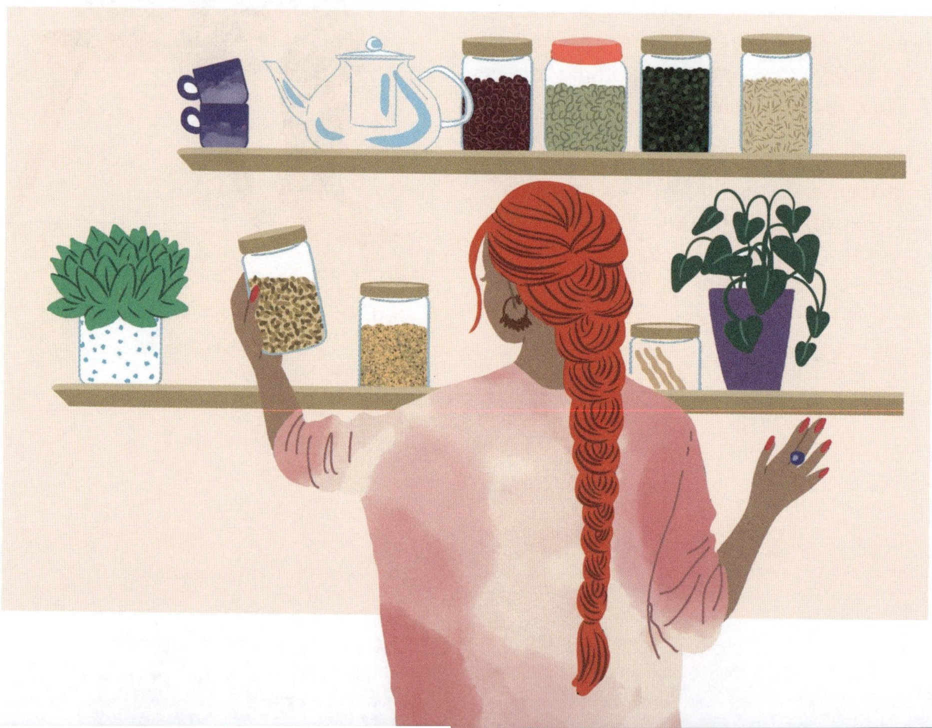

Les féculents à IG très bas et bas à privilégier	Les féculents à IG élevé à limiter
Son de blé et d'avoine 15	Biscottes ordinaires
Orge mondée 25	Céréales du petit déjeuner classique
Orge perlée 30	Farine de blé blanche, de maïs, de riz
Vermicelles de soja 30	Fécule de pomme de terre, de maïs
Amarante 35	Flocons d'avoine cuits et consommés chauds
Vermicelles de blé cuits al dente 35	Galettes de riz
Wasa fibres® 35	Gnocchis
Farine de pois chiches 35	Maïs en grains
Farine d'orge 35	Manioc
Légumes secs : lentilles, flageolets, pois chiches, haricots rouges, blancs, noirs... 30 à 35	Millet
Quinoa 35	Nouilles de riz (blanc ou complet)
Pain Essène® (pain de céréales germées) 35	Pain azyme
Riz sauvage 35	Pain blanc
Sarrasin (grains) 40	Pain de mie
Kasha (sarrasin grillé) 40	Pain sans gluten
Flocons d'avoine non cuits 40	Pâtes bien cuites blanches
Farine de quinoa 40	Polenta (maïs)
Pain azyme à la farine complète 40	Pommes de terre
Flocons de sarrasin, de quinoa, de pois chiches, d'épeautre 40 à 50	Riz blanc (sauf basmati)
Riz basmati complet 45	Semoule de couscous blanche
Boulgour complet 45	Tapioca
Épeautre intégral (farine, grains) 45	
Muesli complet sans sucre ajouté 45	
Spaghettis cuits *al dente* 45	
Pain de Kamut® 45	
Farine de Kamut® intégrale (Khorasan) 45	
Pain intégral au levain 45	
Farine de blé intégrale (type 150) 45	
Pain Pumpernickel® (pain noir allemand) 45	
Farine de sarrasin 50	
Patates douces 50	
Pâtes complètes 50	
Riz basmati blanc 50	
Riz complet (brun) 50	
Riz rouge / noir 50	
Semoule de couscous complet 50	
Blé type Ébly® 45	
Wasa léger® 50	

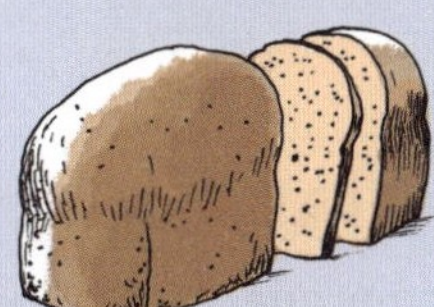

ATTENTION

Les féculents sans gluten (pâtes, pain, biscottes...) sont réalisés généralement avec une farine de maïs ou de riz dont l'IG est élevé. N'en abusez pas !

CERTAINES CÉRÉALES ONT UN IG NATURELLEMENT BAS grâce à la composition de leur amidon. L'amidon est composé de deux polymères : l'amylose et l'amylopectine. Quand la proportion d'amylose est plus élevée, l'IG est plus faible. **C'est le cas par exemple de l'orge et du riz basmati qui n'ont pas besoin d'être choisis sous leur forme complète.**

Limiter ou supprimer ?

Vous vous demandez peut-être si vous devez supprimer les pommes de terre (IG élevé) ou simplement les limiter (en consommer par exemple 1 fois par semaine). Privilégiez les féculents à IG bas au quotidien, mais lorsque vous avez envie de manger des pommes de terre, des gnocchis ou de la polenta :

- Consommez-les dans le cadre d'un repas structuré, comme vous savez maintenant le faire, en commençant votre repas par des légumes et des protéines.
- Prenez également un verre d'eau citronnée pour abaisser encore l'impact du repas sur votre glycémie.

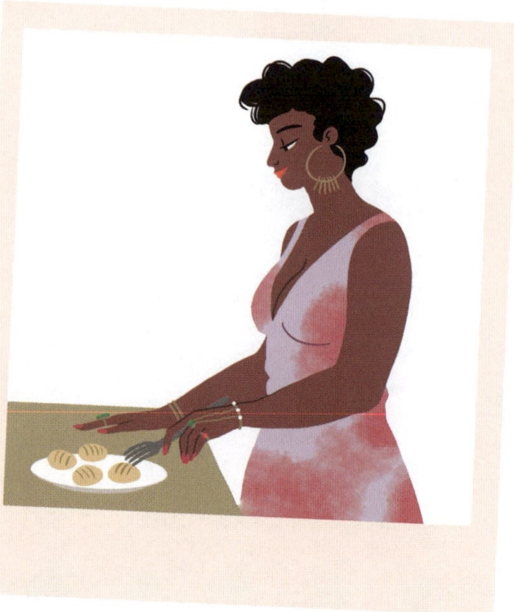

Quand vous mangez un féculent à IG élevé, la quantité compte (plus vous en mangez, plus l'impact sur votre glycémie sera élevé, on parle alors de charge glycémique) ! Pour avoir la bonne dose, mettez davantage de légumes dans votre assiette que de féculents !

Vive les céréales complètes !

Vous l'avez remarqué, de nombreuses céréales ont un IG élevé quand elles sont raffinées et un IG bas sous leur forme complète (riz et blé sous toutes ses formes : pâtes, pain, semoule...), mais l'intérêt des céréales complètes ne s'arrête pas là !

Une richesse nutritionnelle

Les céréales complètes ne sont pas débarrassées de leur enveloppe, comme c'est le cas pour les céréales raffinées (céréales blanches) : l'ensemble du grain est conservé (l'amande qui se trouve au centre de la céréale, le germe et le son qui constitue la partie externe). Or, on trouve dans cette enveloppe de nombreux nutriments intéressants qui y sont concentrés : vitamines du groupe B, vitamine E, magnésium, calcium, fer, zinc, chrome, cuivre... Une mine d'or nutritionnelle !

Les céréales complètes peuvent contenir des résidus de pesticides. Choisissez-les issues de la culture biologique pour profiter de tous leurs bienfaits tout en limitant l'absorption de résidus de pesticides.

Des fibres précieuses

On y trouve également des précieuses fibres dont les effets santé sont démontrés (voir p. 59). Ces fibres permettent notamment de ralentir la digestion des céréales et donc de réduire l'index glycémique de la céréale : par exemple, le riz complet a un IG bas alors que le riz blanc a un IG élevé (sauf le riz blanc basmati qui a un IG bas) !

Les céréales complètes ont un pouvoir rassasiant plus élevé que les céréales blanches : avec elles, vous n'aurez plus de fringales au milieu de l'après-midi !

Comment cuisiner les céréales ?

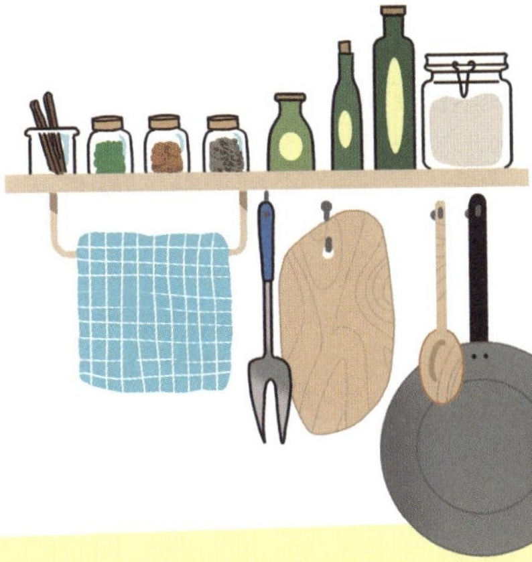

Le riz basmati et le quinoa, vous savez comment les cuisiner… mais l'orge ou le sarrasin, c'est assez nouveau pour vous ! Pas de panique, voici quelques conseils pour intégrer ces céréales dans vos menus…

Adapter le temps de cuisson

Les céréales complètes demandent un temps de cuisson assez long : entre 25 et 45 minutes pour le riz complet, l'orge, l'épeautre en grains, le kamut… Tandis que le sarrasin se cuit en une dizaine de minutes seulement !

Vous pouvez cuire en grande quantité l'orge et l'épeautre en grains puis les congeler ensuite en portions individuelles.

Pour gagner du temps, pensez à les faire tremper toute la nuit dans un saladier rempli d'eau (comme vous le faites pour les pois chiches !). Vous pouvez aussi opter pour la cuisson en autocuiseur pour réduire le temps de cuisson (idéal pour l'orge, le kamut ou l'épeautre).

Trouver des recettes originales et savoureuses

L'idéal pour se familiariser avec une céréale que vous ne connaissez pas, c'est de tester une recette qui vous plaît. Par exemple, découvrez l'orge en réalisant un délicieux risotto d'orge aux fruits de mer (voir recette p. 101) ! Quant au sarrasin, vous pouvez aussi le préparer comme un risotto, ou le cuire à l'eau et le servir en salade, avec des crudités variées (voir recette de salade de sarrasin aux framboises à la p. 102).

Manger froid pour diminuer l'IG des céréales

Les céréales et féculents mangés froid ont un IG plus faible car l'amidon, en refroidissant, devient moins accessible aux enzymes digestives. Consommez donc de préférence le riz et les pommes de terre froides, en salade composée par exemple.

C'est ce qui explique également que les flocons d'avoine cuits et consommés chauds ont un IG élevé, alors que les flocons d'avoine non cuits (ou cuits mais complètement refroidis), ont un IG plus faible.

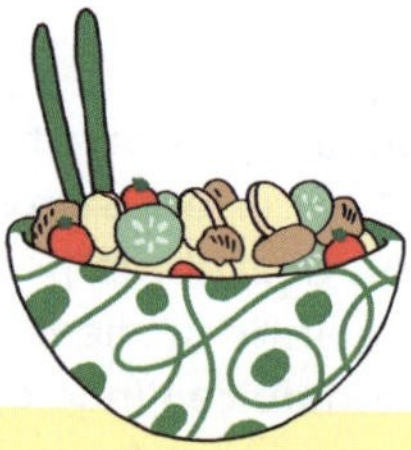

HELP, MES ENFANTS N'AIMENT PAS LES CÉRÉALES COMPLÈTES !

Les enfants, habitués aux céréales blanches, peuvent rejeter les céréales complètes (couleur plus foncée, texture un peu plus ferme ou plus farineuse...). Les forcer à manger ne ferait que les bloquer davantage... Proposez plutôt des céréales semi-complètes quand cela est possible (spaghettis semi-complets, riz semi-complet...) qui sont assez proches gustativement des céréales blanches et mieux acceptées par les enfants. Vous pourrez de toute façon structurer votre repas, comme vous avez appris à le faire dans la première étape de votre diète glucose control, pour réduire l'impact des féculents sur la glycémie. Pensez aussi au riz basmati et aux spaghettis cuits *al dente* qui ont un IG naturellement faible ! Ce sera parfait pour toute la famille !

Comment aimer et bien digérer les farines complètes ?

Les farines complètes de blé ou d'épeautre (T110 ou T150) donnent des préparations différentes : pâtes à tarte moins croustillantes, à la couleur plus foncée, cakes et gâteaux un peu plus secs... Comme toujours, tout est affaire de goût : certains aimeront, d'autres moins ! Si vous faites partie de la deuxième catégorie, choisissez des farines intermédiaires (moins complètes) : la farine T80 par exemple qui correspond à la farine semi-complète.

Pour abaisser l'index glycémique de la préparation, intégrez du psyllium (10 g dans un cake salé, dans une pâte à crêpes ou à pancakes ou dans un gâteau). Le psyllium est l'écorce de petites graines : il est 100 % naturel et très riche en fibres. Vous en trouverez en magasin bio. Il permet d'abaisser l'IG grâce à ses fibres solubles et également d'apporter du moelleux !

Vous pouvez également intégrer de l'inuline en poudre (magasin bio) dans vos pâtes à pain, pâtes à pizzas ou brioches réalisées avec une farine T80 : l'inuline est une fibre 100 % naturelle issue de la chicorée ou de l'agave qui abaisse également l'IG de la préparation (10 g d'inuline pour 250 à 300 g de farine).

ZOOM SUR LES DIFFÉRENTS « TYPES » DE FARINES

Les farines sont classées par type (le fameux « T », suivi de 2 ou 3 chiffres), selon leur degré de raffinage. Les farines les plus complètes sont celles qui ont le T le plus élevé (T150 = farine intégrale). Les farines raffinées ont un T bien plus faible (farine T55 = farine blanche raffinée).

Cuisiner les légumineuses

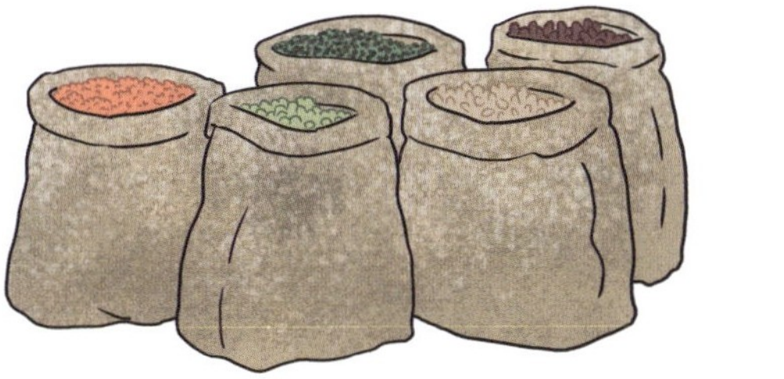

Dans la famille des féculents, je demande… les légumineuses ! On oublie trop souvent de les intégrer aux menus alors qu'elles ont une richesse nutritionnelle exceptionnelle et un IG très bas (souvent inférieur à 35).

Des féculents pas comme les autres

Oui, les légumineuses font partie des féculents : on fait bien de la farine de pois chiches ou de lentilles ! Les légumineuses (ou légumes secs) sont riches en glucides à absorption lente, mais aussi en fibres qui vont améliorer le transit intestinal et équilibrer le microbiote, en protéines végétales (idéal pour les repas végétariens), en magnésium antistress, en calcium, en fer, en vitamines du groupe B et en composés antioxydants. Et tout ça pour un prix très correct !

Pensez à cuisiner des légumes secs régulièrement (idéalement : 2 à 3 fois par semaine), par exemple :

- Salade de lentilles et de pois chiches à l'échalote
- Houmous
- Purée de pois cassés ou de lentilles
- Veloutés de lentilles corail
- Chili con carne

Comment mieux digérer les légumineuses ?

Si vos intestins tolèrent difficilement les légumineuses (gaz, ballonnements…), faites-les tremper toute une nuit dans un saladier rempli d'eau, puis ajoutez 1 c. à soupe de bicarbonate de sodium dans l'eau de cuisson (cela permet d'accélérer également la cuisson). Préférez les formes mixées (houmous, soupes, purées…) : les fibres sont cassées et sont plus faciles à digérer, ce qui provoque moins de flatulences.

Et le pain dans tout ça ?

Le pain est un des aliments phares de l'alimentation en France, même si sa consommation a beaucoup baissé au cours des dernières décennies. Réalisé à partir de farine de blé, de sel, d'eau et de levure boulangère ou de levain, c'est bien sûr un féculent !

Bien choisir son pain

Avant de savoir quel pain privilégier, il y a un pain à éviter absolument : le pain blanc industriel ! Réalisé à partir de farine très blanche (IG élevé), il contient aussi parfois des additifs alimentaires bas de gamme :

JE N'AIME PAS LE PAIN COMPLET…

Si vous n'aimez pas le pain complet, choisissez un pain à la farine semi-complète (T80) au levain : le levain possède une acidité naturelle qui abaisse l'IG du pain et qui permet de mieux le digérer.

lécithine de soja, mono et diglycérides d'acides gras... Pas moins de 14 additifs alimentaires sont autorisés dans le pain !

Préférez donc un pain à la farine complète (T110) ou intégrale (T150) : pain à la farine de blé, de seigle, d'épeautre... Vous trouverez également en magasin bio du pain à la farine de sarrasin, au petit épeautre, au kamut...

LE BON RÉFLEXE...

Prenez du pain seulement si votre repas est composé uniquement de légumes (sans féculent).
Ne prenez pas de pain si vous prévoyez de manger un autre féculent (taboulé, pâtes, riz, patates douces...).

La bonne quantité

Le pain est un féculent et doit donc être consommé comme tel. On vous recommande de consommer un seul féculent par repas, cela suffit généralement pour nos besoins. Choisissez donc entre les pâtes et le pain !
Concernant la quantité, certaines personnes se contenteront de 30 à 40 g de pain (en cas de faible activité physique par exemple), alors que d'autres en mangeront allègrement 80 à 100 g (sportifs). Suivez vos besoins et donc votre appétit, en ne perdant pas de vue de réaliser des repas bien structurés (protéines et légumes en premier, féculents ou pain en dernier dans l'ordre de consommation).

Mes menus sur 1 semaine

C'est parti pour une autre semaine de menus intégrant un nouvel objectif : sélectionner les bons féculents, c'est-à-dire ceux qui ont un faible index glycémique.

N'oubliez pas vos objectifs des 2 dernières semaines : consommer le moins de sucre ajouté possible (et à IG bas) tout en structurant bien vos repas. On ne lâche rien !

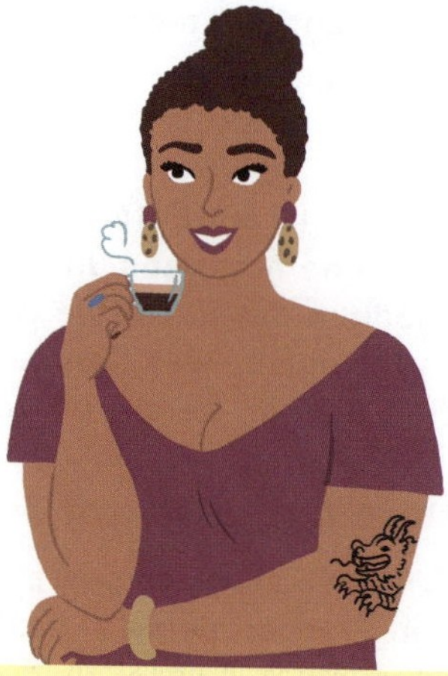

Qu'est-ce que je mange le matin ?

Vous avez maintenant testé plusieurs petits déjeuners au cours des 2 précédentes semaines. Conservez celui qui vous convient le mieux : celui qui vous cale bien jusqu'à midi, qui est simple à préparer pour vous et que vous prenez plaisir à consommer !

Vous pouvez bien sûr continuer de prendre un goûter (sans sucre ajouté, et riche en protéines et/ou en fibres) si vous en ressentez le besoin (voir exemples de goûter p. 42). Cela peut être : un fruit frais de saison + 10 amandes ou noisettes, 1 laitage nature + 1 à 2 c. à soupe de son d'avoine.

JOUR 1

Déjeuner

- Salade frisée aux noix + vinaigrette
- **Risotto d'orge aux fruits de mer**
- Poire

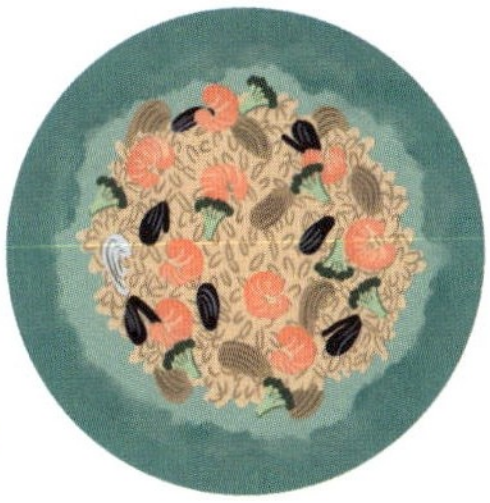

Dîner végétarien

- Chou rouge râpé aux noix de cajou + vinaigrette
- Courgettes cuites à la vapeur + 1 c. à s. d'huile d'olive
- Riz basmati
- 1 fromage blanc de brebis nature + 1 compote sans sucre

Risotto d'orge aux fruits de mer (pour 4 personnes)

La veille, faites tremper 150 g d'orge perlée dans un grand volume d'eau. Rincez l'orge puis mettez-la dans un autocuiseur. Couvrez d'eau et faites cuire pendant 10 min à partir de la rotation de la soupape. Égouttez l'orge et réservez. Épluchez et hachez 1 oignon puis faites-le revenir dans une sauteuse avec 2 c. à soupe d'huile d'olive. Ajoutez 1 tête de brocoli lavé et détaché en petites fleurettes et faites cuire pendant 8 min environ avec 3 à 4 c. à soupe d'eau. Décongelez 500 g de mélange de fruits de mer, égouttez bien et ajoutez-le dans la sauteuse. Salez, poivrez et saupoudrez d'ail en poudre. Poursuivez la cuisson pendant 5 min. Ajoutez l'orge cuite, mélangez et faites chauffer pendant 2 min. Servez.

L'orge est une céréale riche en fibres solubles de type « bêta-glucanes ». Son IG est naturellement bas, même sous sa forme perlée (orge débarrassée de son enveloppe). Il n'est pas indispensable de la choisir sous sa forme mondée (forme complète).

Les préparations riches en protéines animales sont longues à digérer, ce qui peut perturber le sommeil. Au contraire, les dîners végétariens, à base de légumes et de féculents à IG bas, facilitent l'endormissement et une bonne nuit régénérative. Pensez-y !

JOUR 2

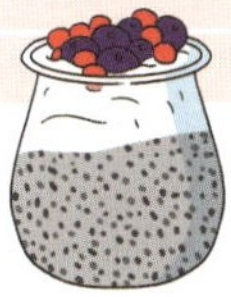

Déjeuner

- Salade de haricots verts, thon, tomates cerises et graines de chanvre décortiquées + vinaigrette
- 2 tranches de pain complet au levain + 40 g de tome de brebis
- **Dessert de chia aux myrtilles**

Dîner

- Omelette aux champignons (2 œufs par personne)
- Épinards sautés et patate douce vapeur
- 1 tranche de pain complet au levain
- 1 compote sans sucre

Dessert de chia aux myrtilles (pour 4 personnes)

Mélangez 2 yaourts au soja nature (200 g) avec 25 cl de lait d'amandes sans sucre puis ajoutez 30 g de graines de chia et 25 g de sirop d'agave. Mélangez et entreposez au réfrigérateur pendant 4 heures. Mélangez bien au sortir du frigo. Mixez 250 g de myrtilles fraîches ou décongelées. Versez la crème de chia dans 4 verrines, ajoutez le coulis de myrtilles puis servez.

JOUR 3

Déjeuner

- Carottes râpées + vinaigrette
- **Poulet sauté aux asperges**
- Spaghetti cuits al dente
- Pomme

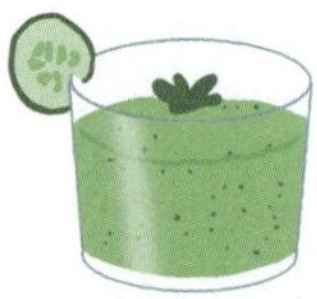

Dîner

- **Gaspacho de concombre à la menthe**
- 1 tranche de jambon blanc
- **Salade de sarrasin aux framboises** + vinaigrette
- 1 yaourt au soja nature + cannelle en poudre

Poulet sauté aux asperges (pour 4 personnes)

Pelez et émincez 3 échalotes. Pelez et coupez en tronçons de 5 cm 1 botte d'asperges vertes (décongelées si ce n'est pas la saison). Détaillez 4 escalopes de poulet en lamelles. Faites chauffer 2 c. à soupe d'huile d'olive dans une poêle et faites fondre les échalotes à feu doux pendant 5 min. Ajoutez les asperges et poursuivez la cuisson 5 min, puis ajoutez le poulet et continuez la cuisson 10 min. Salez et ciselez 4 brins de coriandre, saupoudrez sur le plat et servez.

Les asperges contiennent de l'acide asparagusique qui donne une odeur caractéristique à l'urine, quelques minutes après leur consommation ! Cela peut surprendre mais ce n'est absolument pas nocif.

Gaspacho de concombre à la menthe (pour 4 personnes)

Épluchez et coupez en morceaux 2 concombres et ¼ d'oignon blanc. Lavez et émincez une dizaine de feuilles de menthe. Mettez le concombre, l'oignon et la menthe dans le bol d'un mixeur. Ajoutez 200 g de yaourt nature, 50 g de feta, 2 c. à soupe d'huile d'olive et 2 c. à soupe de vinaigre de cidre. Mixez avec un peu de glace pilée ou d'eau glacée. Salez et poivrez, mixez à nouveau. Servez dans des petits bols ou dans des verrines (décorez avec un peu de feta émiettée et des feuilles de menthe ciselée).

Salade de sarrasin aux framboises (pour 4 personnes)

Faites cuire 150 g de sarrasin en grains à l'eau bouillante salée pendant 15 min, puis égouttez. Épluchez et hachez 1 oignon rouge. Pelez et coupez en morceaux 1 concombre et 1 avocat. Lavez et coupez en deux 300 g de tomates cerise. Mélangez tous les ingrédients et ajoutez 200 g de framboises fraîches. Servez bien frais.

Choisissez des steaks de soja riches en protéines (au moins 13 ou 14 g de protéines par portion) et pas trop riches en graisses (10 g max par portion).

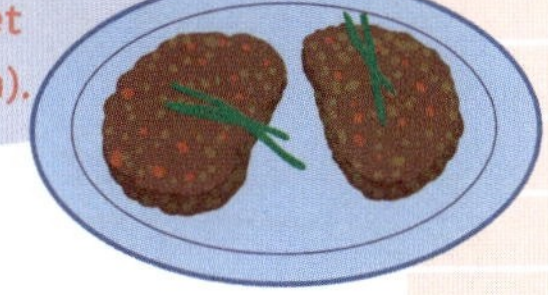

JOUR 4

Déjeuner

- **Tartare d'avocat, pamplemousse, crabe**
- Steak grillé + moutarde
- Bol de légumes vapeur + 100 à 150 g de semoule de couscous complète
- Café ou thé + 10 g de chocolat noir à 70 % de cacao

Dîner

- Salade d'endives, noix, copeaux de parmesan + vinaigrette
- Steak de soja poêlé
- Purée de céleri (surgelé, nature) + 2 c. à soupe de crème légère
- 1 à 2 tranches de pain de complet au levain
- Compote sans sucre

Tartare d'avocat, crabe, pamplemousse (pour 4 personnes)

Égouttez bien 2 boîtes de miettes de crabe. Mélangez 2 petits-suisses nature avec 1 c. à café de moutarde, puis mélangez avec les miettes de crabe. Pelez et coupez 2 avocats bien mûrs en petits cubes, puis ajoutez du jus de citron pour éviter qu'ils noircissent. Pelez 2 pamplemousses à vif et coupez-les en quartiers. À l'aide d'un cercle à pâtisserie de 8 cm de diamètre environ, formez les tartares en disposant d'abord l'avocat, puis le crabe et enfin le pamplemousse.

Le chocolat noir riche en cacao (> 70 %) a un faible IG, même s'il contient du sucre ajouté, grâce aux fibres, aux graisses et aux acides organiques qu'il contient.

JOUR 5

Déjeuner

- Artichaut + vinaigrette
- **Filet mignon de porc aux pommes**
- Boulgour complet et courgettes sautées
- 2 petit suisse nature

Dîner

- Carpaccio de bœuf
- Salade de lentilles, oignon rouge, tomates cerises, concombre, ciboulette + vinaigrette
- 40 g de fromage de chèvre frais
- 1 tranche de pain de complet au levain
- Poire

Filet mignon de porc aux pommes (pour 4 personnes)

Pelez et coupez en morceaux 2 pommes. Pelez et émincez 1 oignon. Faites revenir l'oignon dans une poêle avec 1 c. à soupe d'huile d'olive puis ajoutez le filet mignon et faites-le dorer sur toutes les faces. Placez-le ensuite dans un plat allant au four avec les oignons. Salez, poivrez, saupoudrez de 4 épices et ajoutez les pommes et un peu d'eau. Faites cuire à 180 °C pendant 40 min environ.

Pour la version végétarienne : utilisez un steak de seitan poêlé à la place du filet de porc.

POUR LA VERSION VÉGÉTARIENNE : à la place du bœuf, disposez un œuf dur et 2 c. à soupe de graines de chanvre décortiquées dans la salade.

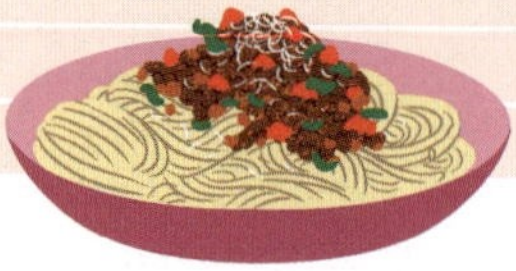

JOUR 6

Déjeuner

- Salade de mâche et betterave crue râpée + vinaigrette
- **Spaghettis à la bolognaise**
- Faisselle de chèvre nature

Dîner

- **Wok de légumes au poulet**
- Riz basmati
- Compote sans sucre

Spaghettis à la Bolognaise (pour 4 personnes)

Pelez et hachez 1 gousse d'ail et 1 oignon. Faites-les revenir avec 2 c. à soupe d'huile d'olive puis ajoutez 200 g de bœuf haché à 5 % de matière grasse. Salez et poivrez. Écrasez bien puis ajoutez 10 cl de vin blanc sec. Laissez évaporez puis ajoutez 1 boîte de tomates concassées et laissez mijoter pendant 25 min environ à feu doux, en mélangeant régulièrement. Faites cuire 200 à 250 g de spaghettis al dente et servez.

Pour la version végétarienne : remplacez le bœuf haché par des protéines de soja texturées réhydratées.

Wok de légumes au poulet (pour 4 personnes)

Pelez et émincez 1 oignon. Faites-le revenir avec 2 c. à soupe d'huile d'olive dans un wok. Ajoutez 2 poivrons rouges coupés en lamelles. Faites sauter pendant 5 min puis ajoutez 2 courgettes coupées en morceaux et 250 g de blanc de poulet coupé en petits morceaux. Ajoutez 3 à 4 c. à soupe de sauce soja, et saupoudrez de curry en poudre. Poursuivez la cuisson pendant 5 à 7 min à feu vif en mélangeant. Faites chauffer encore quelques minutes, saupoudrez de cacahouètes concassées et de coriandre ciselée. Servez.

Pour la version végétarienne : remplacez le poulet par du fromage halloumi.

Les petits pois sont à mi-chemin entre les légumes et les féculents car ils sont assez riches en glucides (8 à 10 %).

JOUR 7

Déjeuner

- **Terrine de haricots rouges** + 2 ou 3 Wasa fibres©
- Rosbif + moutarde
- Endives braisées
- Salade de fruits frais de saison

Dîner

- Reste de rosbif froid du déjeuner
- Petits pois vapeur + noix de beurre
- Yaourt de brebis nature
- +/–1 tranche de pain complet au levain

Terrine de haricots rouges (pour 4 personnes)

Mixez 200 g de haricots rouges cuits égouttés (bocal en verre) avec 1 gousse d'ail hachée, 30 g de tahin (purée de sésame), 2 c. à soupe de vinaigre de cidre, 2 c. à soupe de levure maltée (levure de bière), 2 pincées de piment de Cayenne et quelques brins de coriandre. Salez et mixez à nouveau. Servez bien frais avec des Wasa fibres©.

Il est préférable de commencer votre repas par des légumes pour en réduire l'impact sur votre glycémie, mais vous pouvez de temps en temps commencer par des féculents à IG très bas (< 35) : légumes secs, Wasa fibres©, salade de quinoa...

MON HIIT TRAINING

Cette semaine, on vous propose de tester un programme de HIIT : un mélange de cardio brûle-graisse et de renforcement musculaire, le tout en 20 minutes chrono !

Comment ça marche ?

Le HIIT (hight intensity interval training) est un entraînement sportif qui alterne des périodes d'activité soutenue (squats, burpees, sprints, mountain clumber...) et des périodes de courte récupération. Les efforts durent en principe 2 fois plus longtemps que les récupérations. Par exemple : 1 minute d'effort pour 30 secondes de récupération. Cela permet de faire monter le cardio et de conserver une intensité très élevée.

Ce programme de HIIT remplace le programme de fitness proposé la première semaine. Mais pensez à continuer les séances de yoga, notamment si vous sentez que, grâce à eux, vous êtes moins stressée et que vos envies de grignotage diminuent !

Pourquoi 20 minutes seulement ?

La formule d'entraînement de HIIT est ultra-efficace : 20 minutes suffisent pour un résultat optimal (et vous verrez que vous êtes bien essoufflée !), ce qui est plutôt intéressant quand on a déjà un planning bien chargé !

Quels effets ?

Vous allez affiner et tonifier votre silhouette, et aurez aussi la sensation de vous dépasser, ce qui va renforcer votre estime personnelle. Au final, vous penserez moins à grignoter et vos envies de sucre vont s'estomper.

Quel matériel ?

Cet enchaînement peut être réalisé à la maison. Vous avez besoin d'une simple paire de baskets... Si vous n'avez pas de corde à sauter, faites des petits sauts sur place.

Engagez-vous !

Pour ne pas vous dérober à la dernière minute, programmez vos séances de HIIT à l'avance !

MON HIIT EN 20 MINUTES

Échauffement (3 minutes)

Par exemple, petit trot, enrouler d'épaules...

Squats (1 minute)

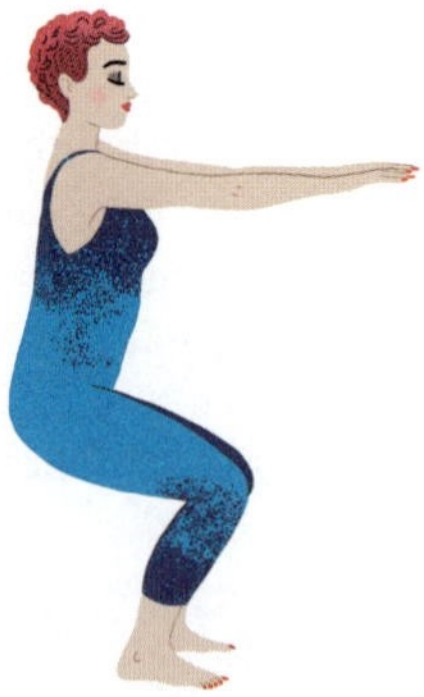

Debout, les jambes écartées de la largeur du bassin, pliez les genoux en gardant le dos bien droit jusqu'à ce que vos cuisses soient parallèles au sol, puis revenez à la position initiale en serrant le ventre. Gardez l'équilibre à l'aide des bras.

> **30 secondes de récupération**

Je note les jours et horaires que je peux réserver à mes séances de HIIT si je préfère leur intensité (idéalement : 3 fois par semaine, à la place des séances de fitness, voir p. 72) :

....

....

....

....

Corde à sauter (1 minute)

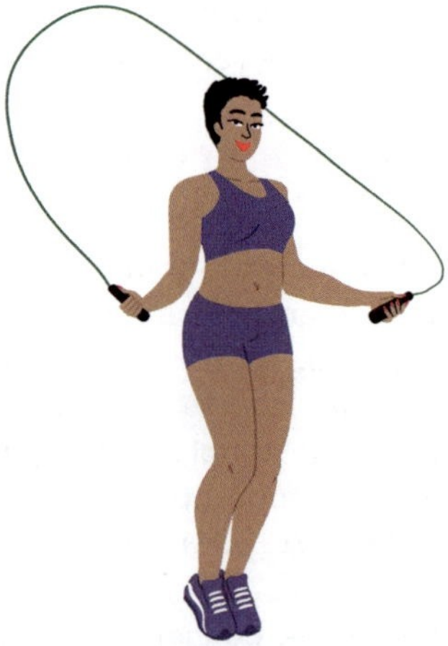

> **30 secondes de récupération**

Jumping jack (1 minute)

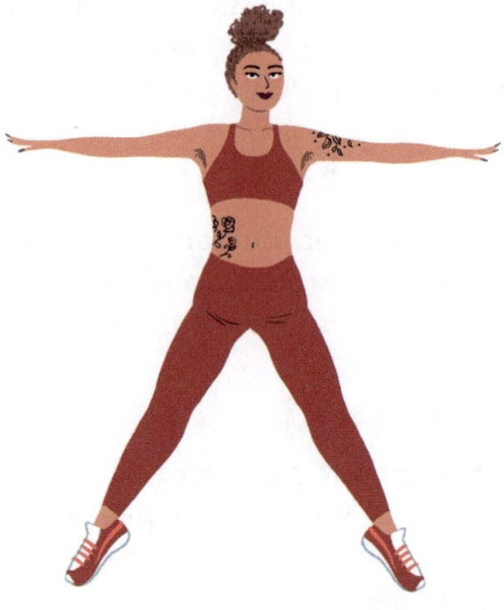

Debout, le dos bien droit, le ventre rentré et les bras le long du corps, sautez en écartant les jambes et les bras jusqu'à ce que vos mains arrivent à hauteur d'épaules, puis revenez à la position initiale.

> **30 secondes de récupération**

Fentes avant (1 minute)

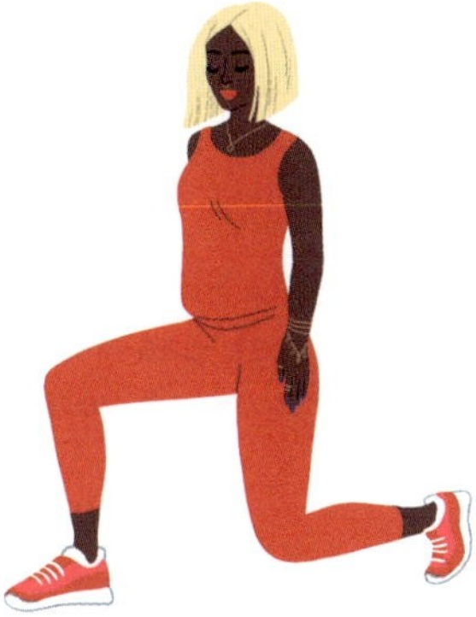

Debout, pieds joints, les mains sur les hanches, faites un pas en avant avec la jambe droite et descendez votre genou gauche jusqu'à ce qu'il frôle le sol. Gardez le dos bien droit. Revenez lentement à la position initiale.

> **30 secondes de récupération**

Corde à sauter ou montée de genoux sur place (1 minute)

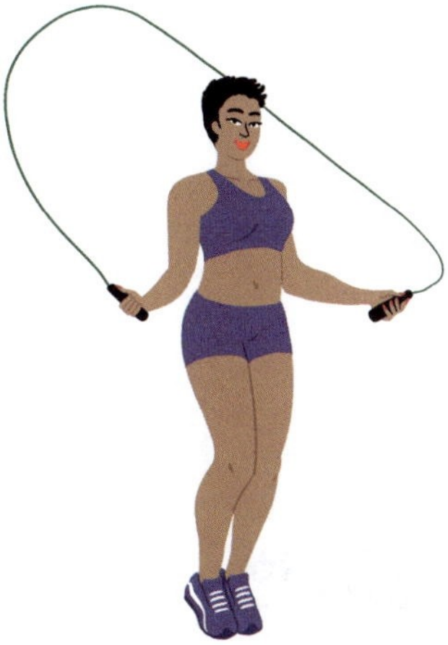

> **30 secondes de récupération**

Squats (1 minute)

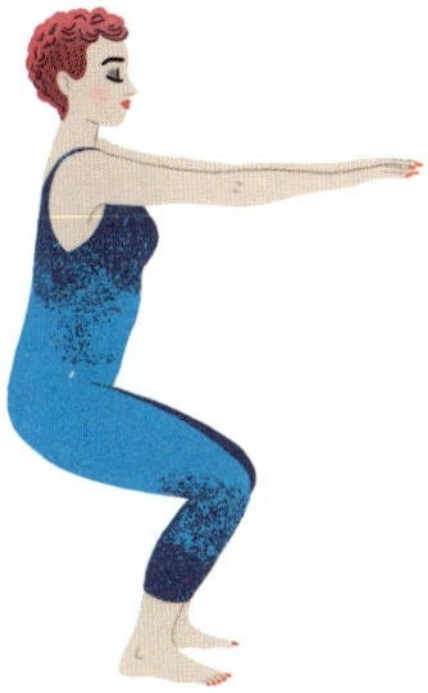

> **30 secondes de récupération**

Jumping jack (1 minute)

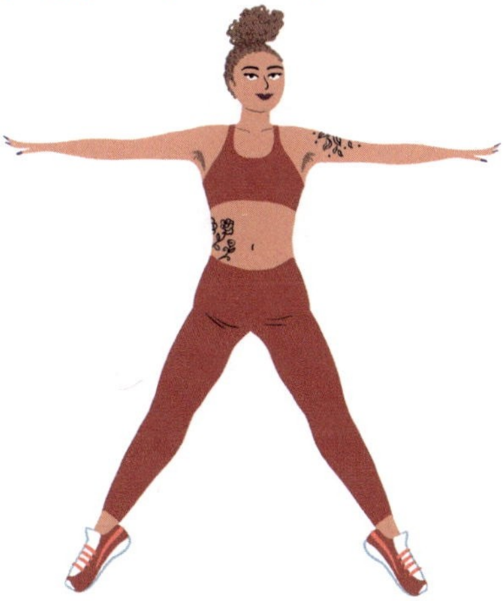

> **30 secondes de récupération**

Refaites ce circuit depuis le début pour atteindre 20 minutes de HIIT.

VOUS ÊTES DÉBUTANTE ? Réalisez un seul tour (10 minutes) et prenez 1 minute de récupération entre chaque exercice.

Je prends soin de mon équilibre intérieur

Le changement d'alimentation avec réduction du sucre entraîne parfois des sautes d'humeur, de la fatigue et une baisse de moral. Pour mieux gérer les émotions négatives que vous risquez de rencontrer (anxiété, stress), testez la méditation, une méthode bien-être qui a fait ses preuves.

La méditation, c'est quoi ?

Méditer, c'est canaliser son esprit en se concentrant sur une seule chose, par exemple son souffle, une sensation, la flamme d'une bougie... L'idée n'est pas « ne penser à rien » (ce n'est pas possible), mais se concentrer et ramener son esprit vers son objet de méditation dès qu'on se perd dans des pensées.

Comment pratiquer ?

Choisissez un moment calme et isolez-vous le temps de votre séance. Asseyez-vous confortablement dans le canapé, dans un fauteuil ou sur votre lit. Commencez par des petites séances de 5 minutes pour vous entraîner puis allongez la durée quand vous vous sentez plus à l'aise avec la technique.

Sélectionnez une musique de méditation guidée. Il existe de nombreuses applications comme Petit bambou, Namatata, Pleine conscience, Mindful attitude... Choisissez celle qui vous plaît en fonction du type de méditation que vous préférez et de la durée, puis laissez-vous guider.

MA MÉDITATION DU SOIR

Vous sentez le stress vous envahir en fin de journée et le paquet de biscuits (bien rangé au fond du placard) commence à vous obséder ? Isolez-vous dans une pièce, lumière tamisée. Programmez une musique de méditation de 10 à 15 minutes. Asseyez-vous confortablement, fermez les yeux et concentrez-vous uniquement sur votre respiration (inspirez et expirez longuement). Si vous sentez que vos pensées vous envahissent, revenez à votre respiration. Inspirez et expirez. Relax !

Afin d'accentuer l'effet détente, diffusez de l'huile essentielle d'encens pendant votre séance.

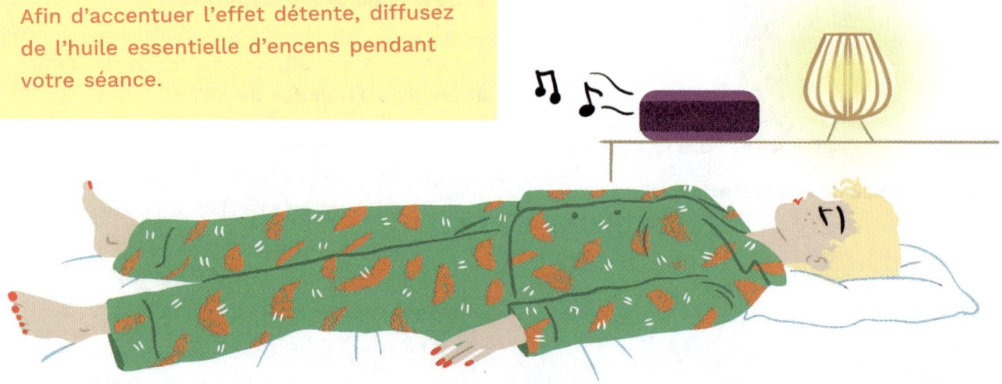

Mon bilan anti-glucose

Vous avez suivi les 3 semaines de menus proposés ? Réalisé vos séances de fitness, yoga et méditation ? Bravo à vous ! C'est l'heure du bilan ! Faites le point sur vos objectifs et sur vos progrès, cela vous motivera à continuer vos efforts...

Mes objectifs

- ☐ Je me sens plus légère
- ☐ J'ai davantage d'énergie au quotidien
- ☐ Je digère mieux
- ☐ Ma silhouette a commencé à s'affiner !
- ☐ Je me sens plus apaisée, moins stressée
- ☐ J'ai moins envie de sucre
- ☐ Autre : ....

Ayez bien à l'esprit qu'il s'agit d'un premier bilan. Certains objectifs ne sont sans doute pas encore visibles (moins de douleurs inflammatoires, cycle menstruel plus régulier...) mais ça va venir ! D'ici quelques semaines, vous pourrez à nouveau cocher d'autres objectifs que vous aurez atteints. Focalisez-vous sur vos progrès également...

Mes progrès

- ☐ Je structure correctement mes repas en commençant par les légumes et/ou les protéines.
- ☐ Je mange le plus possible des aliments à IG bas.
- ☐ Je respecte les quantités de sucres naturels IG bas préconisées (25 g par jour maximum).
- ☐ Je prends un goûter à IG bas en cas de petit creux.
- ☐ Je ne prends (quasi) plus de sucre ajouté à IG élevé (ou uniquement un sucre naturel en fin de repas et en petite quantité).
- ☐ Je gère bien mes envies de sucre et mes petits creux.
- ☐ Je suis bien rassasiée après mes repas.
- ☐ Je fais mes séances de sport chaque semaine.
- ☐ Je fais des séances de yoga, sophrologie ou méditation pour mieux réguler mon stress.
- ☐ Je suis motivée pour adopter cette alimentation saine durablement !
- ☐ Autre : ....

Ce dont je suis le plus fière

....

....

....

CONCLUSION

Vous avez adopté une nouvelle alimentation en triant vos glucides et en modifiant la structure de vos repas, et vous devez déjà en ressentir les nombreux bienfaits sur votre corps : plus de vitalité, une digestion facilitée, un ventre beaucoup moins gonflé, moins d'envies de sucre, une meilleure concentration… Alors soyez fière de vous pour tout ce que vous avez accompli et pour vos objectifs atteints !

Évidemment, ce ne sera pas tous les jours facile… Si vous n'êtes pas suffisamment vigilante, vos anciennes habitudes reviendront tôt ou tard, de façon plus ou moins insidieuse et un jour, vous vous rendrez compte que vos nouvelles habitudes *glucose control*, celles pour lesquelles vous avez fait des efforts pendant ces quelques semaines, sont en partie reléguées aux oubliettes… Alors, ne lâchez rien ! Faites de temps en temps des journées sans aucun sucre ajouté, histoire de rappeler à vos papilles et à votre cerveau les bienfaits d'une glycémie régulée ! Et n'oubliez pas les principes simples : des repas bien structurés, pas de sucre raffiné et le plus possible d'aliments à IG bas.

Ayez bien à l'esprit que le chemin vers vos objectifs est tout sauf une ligne droite : il y aura des tentations (au boulot ou au resto) et des envies irrésistibles que vous suivrez un jour ou l'autre. Mais le principal, c'est que de croire en vous et en vos capacités : vous avez complètement le droit d'avoir des coups de mou et de vous faire un gros plaisir de temps en temps ! Acceptez vos envies et vos dérapages, et reprenez vos nouvelles habitudes juste après… ainsi vous atteindrez vos objectifs ! Cela demande parfois du temps, mais c'est la clé pour vous sentir pleine d'énergie, pour optimiser votre santé et votre bien-être sur le long terme !

CARNET D'ADRESSES

L'auteur

Son site : www.marielaureandre.fr
Son blog de recettes saines et gourmandes à IG bas : www.passionnutrition.com
Retrouvez-la sur les réseaux sociaux :
Instagram : @passionnutrition
Facebook : Marie-Laure André
YouTube : Marie-Laure André, experte IG bas

Pour trouver des produits à IG bas de qualité

Faites vos courses dans les magasins bio (Biocoop, Bio & Co, La vie claire, Naturalia...). Les grandes surfaces ont aussi un rayon bio de plus en plus étoffé : vous y trouverez du son d'avoine, des graines de chia, des farines intégrales, du miel d'acacia, du sucre de coco...
Si vous n'avez pas de magasin bio à proximité de chez vous, vous pouvez acheter sur Internet et vous faire livrer chez vous ou en point relais. Voici quelques sites sélectionnés pour vous...
http://www.greenweez.com
http://www.bienmanger.com
https://lafourche.fr
https://www.maxdegenie.com
https://www.al-origin.fr
https://yacon.co

BIBLIOGRAPHIE

Mon cahier Stop au sucre, Marie-Laure André, Solar, 2017.
IG BAS, Marie-Laure André et Ella Hagege, Hachette, 2017.
Le régime IG bas, Marie-Laure André, Hachette, 2019.
Faites votre glucose révolution, Jessie Inchauspé, Robert Laffont, 2022.
Je réussis ma détox au sucre, Bérengère Phillippon, Larousse, 2021.
Méditer jour après jour, Christophe André, L'Iconoclaste, 2011.

REMERCIEMENTS
Un grand merci à tous ceux qui me suivent et m'encouragent sur les réseaux sociaux et sur mon blog.
Merci à ma famille et à mes amis pour leur soutien sans faille.
Merci à toute l'équipe des éditions Solar avec qui c'est un réel plaisir de travailler.

PSST PSST, LA COMMUNAUTÉ MON CAHIER C'EST PAR LÀ !

Retrouvez plein de bonus, de conseils
feel good, des recettes, des trainings,
et des actus tendance **MADE BY MON CAHIER!**

UN LIEU RIEN QUE POUR VOUS :

UNE COMMUNAUTÉ DE GIRLS QUI DÉCHIRENT

@mon_cahier_solar

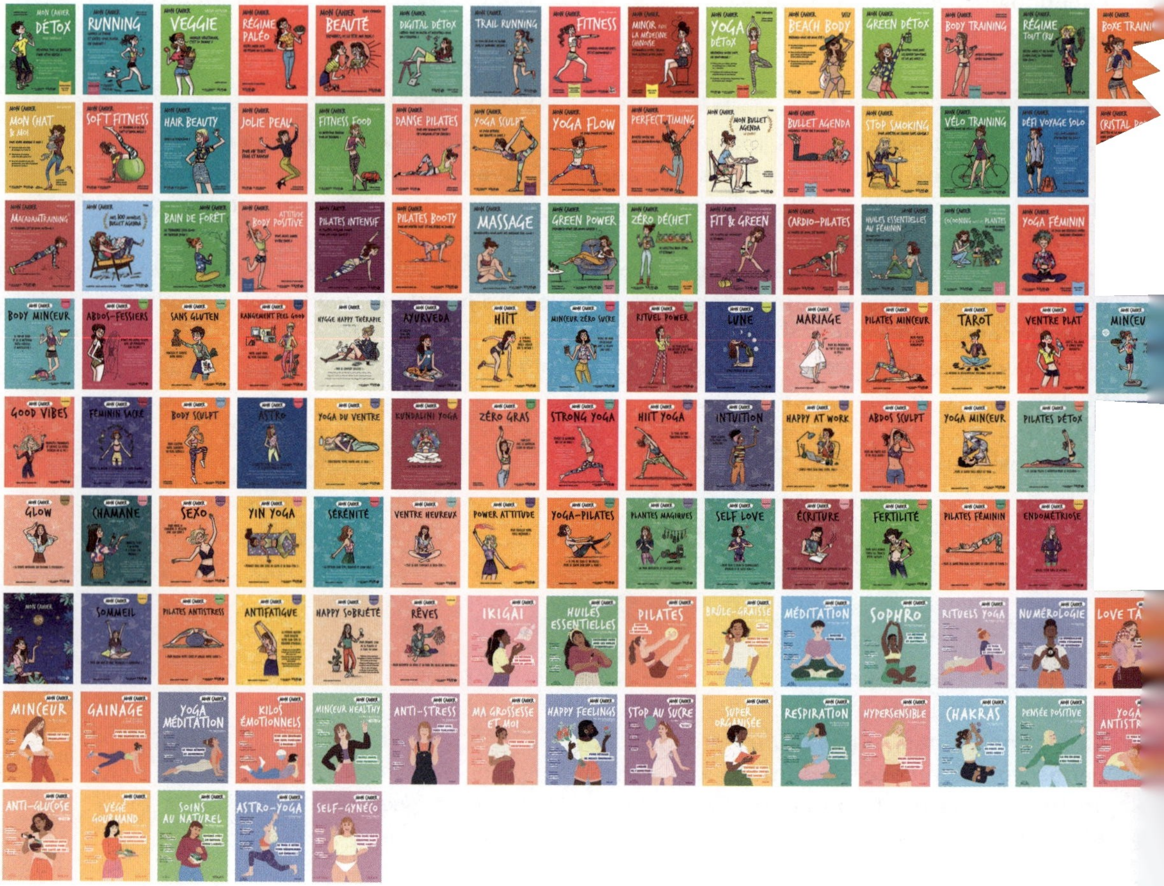

Direction : Didier Férat
Directrice de collection : Juliette Collonge
Édition : Gwladys Greusard
Création de la couverture et de la maquette intérieure : a:m studio
Adaptation de la maquette intérieure et mise en pages de la couverture : Stéphanie Brepson
Rabats : Sophie Delannoy
Mise en pages : Nord Compo
Fabrication : Laurence Duboscq

Solar, un département d'Édi 8
92, avenue de France,
75013 Paris

ISBN : 978-2-263-18372-0
Code éditeur : L18372
Dépôt légal : septembre 2023

Imprimé en France par : Estimprim
ZI la Craye, 25110 Autechaux

@solar_editions
@SolarEditions